医学院校"十四五"规划教材

高职护理专业"互联网+"融合式教材

总主编 唐红梅

社区护理

主编◎唐红梅　刘薇群

数字教材

使用说明：

1. 刮开封底二维码涂层，扫描后下载"交我学"APP
2. 注册并登录，再次扫描二维码，激活本书配套数字教材
3. 如所在学校有教学管理要求，请学生向老师领取"班级二维码"，
   使用APP扫描加入在线班级
4. 点击激活后的数字教材，即可查看、学习各类多媒体内容
5. 激活后有效期：1年
6. 内容问题可咨询：021-61675196
7. 技术问题可咨询：029-68518879

上海交通大学出版社

SHANGHAI JIAO TONG UNIVERSITY PRESS

内容提要

本教材为高职护理专业"互联网＋"融合式教材分册。全书共八章,主要介绍了社区护理概论、社区公共卫生服务、社区基本医疗服务等内容,强调了学生知识、技能、素质的培养与社区护理岗位要求的适配性。每章前设有章前引言、学习目标、思维导图、案例导入模块。同时,依托纸媒教材,通过二维码链接丰富、多元化的数字资源,如教学课件、导入案例解析、在线案例、云视频、拓展阅读、复习与自测等,内容丰富,形式多样,从而使教材内容立体化、生动化,易教易学。本教材主要供医学高职高专护理专业学生使用,也可供其他医学专业学生和社区护理人员使用。

图书在版编目(CIP)数据

社区护理/唐红梅,刘薇群主编.—上海:上海
交通大学出版社,2025.1—(高职护理专业"互联网＋"
融合式教材/唐红梅总主编).—ISBN 978-7-313
-31610-3

Ⅰ.R473.2

中国国家版本馆 CIP 数据核字第 2024P5U601 号

社区护理
SHEQU HULI

主　　编:	唐红梅　刘薇群			
出版发行:	上海交通大学出版社		地　　址:	上海市番禺路 951 号
邮政编码:	200030		电　　话:	021-64071208
印　　制:	常熟市文化印刷有限公司		经　　销:	全国新华书店
开　　本:	787mm×1092mm　1/16		印　　张:	12.5
字　　数:	261 千字			
版　　次:	2025 年 1 月第 1 版		印　　次:	2025 年 1 月第 1 次印刷
书　　号:	ISBN 978-7-313-31610-3		电子书号:	ISBN 978-7-89424-935-7
定　　价:	58.00 元			

编委会名单

主　编

唐红梅　刘薇群

副主编

谢大明　江长缨　杨　郗　朱彤华

编　者（按姓氏笔画排序）

马秀君	王　岸	王　娜	王美玲	王爱萍	王馥兰
尤建华	朱闻溪	刘　静	刘颖颜	许　琴	杨春琴
李　佳	肖松梅	吴玉华	何　菁	沈鸣霞	张　琳
张　娴	张永芳	张春燕	张淑艳	张惠萍	陆　梅
陈丽红	陈佶萃	陈思群	周　莎	郑艳艳	胡燕琪
施　岚	施海红	姚雅青	夏海英	徐　佩	徐丽娜
唐　颖	诸小红	黄　莺	曹爱丽	康蓓蓓	葛津津
蒋文珍	褚丽萍				

学术秘书

陆佳韵

出版说明

党的十八大以来,党中央高度重视教材建设,做出了顶层规划与设计,提出了系列新理念、新政策和新举措。习近平总书记强调"坚持正确政治方向,弘扬优良传统,推进改革创新,用心打造培根铸魂、启智增慧的精品教材"。这也为本套教材建设明确了前进方向,提供了根本遵循。

高职护理专业"互联网十"融合式教材是由上海交通大学出版社联合上海健康医学院牵头组织编写。教材编写得到全国十余所职业院校的积极响应与大力支持,由护理教育专家、护理专业一线教师、出版社编辑组成"三结合"编写队伍。编写团队在前期调研的基础上,结合我国护理卫生职业教育教学特点,深入贯彻落实习近平总书记关于职业教育工作和教材工作的重要指示批示精神,全面贯彻党的教育方针,落实立德树人根本任务,突显高等职业教育护理专业的特点,在注重"三基(基本理论、基本知识、基本技能)、五性(思想性、科学性、时代性、启发性、适用性)、三特定(特定对象为三年制高职专科护理专业学生、特定要求为纸质教材与互联网平台资源有机融合、特定限制为教材总字数应与教学时数相适应)"基础上,以"十四五"时期全面推进健康中国建设对护理岗位工作实践提出的新要求为出发点,以教育部发布的《高等职业学校护理专业教学标准》

等重要文件为书目制订和编写依据,以打造具有护理职业教育特点的立体教材为特色,紧紧围绕培养理想信念坚定,具有良好职业道德和创新意识,能够从事临床护理、社区护理、健康保健等工作的高素质技术技能人才为目标。全套教材共27册,包括专业基础课8册,专业核心课7册,专业扩展课12册。

本套教材编写具有如下特色:

1. 统分结合,目标清晰

本套教材的编写团队由全国卫生职业教育教学指导委员会护理类专业教学指导委员会主任委员唐红梅研究员领衔,集合了国内十余家院校的专家、学者。教材总体设计围绕学生护理岗位胜任力和数字化护理水平提升为目标,符合三年制高职专科学生教育教学规律和人才培养规律,在保证单册教材知识完整性的基础上,兼顾各册教材之间的有序衔接,减少内容交叉重复,使学生的培养目标通过各分册立体化的教材内容得以全面实现。

2. 立德树人,全程思政

本套教材紧紧围绕立德树人根本任务,强化教材培根铸魂、启智增慧的功能,把习近平新时代中国特色社会主义思想及救死扶伤、大爱无疆等优秀文化基因融入教材编写全过程。教材编写团队通过精心设计,巧妙结合,运用线下、线上全时空渠道,将教材与护理人文、职业认同、专业自信等课程思政内容有机融合,将护理知识、能力、素质培养有机结合,引导学生树立正确的护理观、职业观、人生观和价值观,着眼于学生"德智体美劳"全面发展。

3. 守正创新,科学专业

本套教材编写坚持"三基、五性、三特定"的原则,既全面准确阐述护理专业的基本理论、基础知识、基本技能和理论联系实践体系,又能根据群众差异化的护理服务需求,构建全面全程、优质高效的护理服务体系,充分反映护理实践的变化、反映护理学科教学和科研的最新进展。教材编写内容科学准确、术语规范、逻辑清晰、图文得当,符合护理课程标准规定的知识类别、覆盖广度、难易程度,符合护理专业教学科学,具有鲜明的护理专业职业教育特色,满足护理专业师生的教与学的要求。

4. 师生共创,共建共享

本套教材编写过程中广泛听取一线教师、护理专业学生对教材内容、形式、教学资源等方面的意见,再根据师生用书数据信息反馈不断改进编写策略与内容。师生用书过程中,还可以通过云端数据的共建共享,丰富教学资源、更新教与学的内容,为广大用书教师提供个性化、模块化、精准化、系统化、全方位的教学服务,助力教师成为"中国金师"。同时,教材为用书学生提供精美的视听资源、生动有趣的案例,线上、线下互动学习体验,助力学生护理临床思维养成,激发学生的学习兴趣及创新潜能。

5. 纸数融合,动态更新

本套教材纸质课本与线上数字化教学资源有机融合,以纸质教材为主,通过思维导图,便于学生了解知识点构架,明晰所学内容。依托纸媒教材,通过二维码链接多元化、动态更新的数字资源,配套"交我学"教学平台及移动终端 APP,经过一体化教学设计,为用书师生提供教学课件、在线案例、知识点微课、云视频、拓展阅读、直击护考、处方分析、复习与自测等内容丰富、形式多样的富媒体资源,为现代化教学提供立体、互动的教学素材,为"教师教好"和"学生学好"提供一个实用便捷、动态更新、终身可用的护理专业智慧宝库。

打造培根铸魂、启智增慧的精品教材不是一蹴而就的。本套融合式教材也需要不断总结、调整、完善、动态更新,才能使教材常用常新。希望全国广大院校在使用过程中能够多提供宝贵意见,反馈使用信息,以逐步完善教材内容,提高教材质量,为建设中国特色高质量职业教育教材体系做出更多有益的研究与探索。最后,感谢所有参与本套教材编写的专家、教师及出版社编辑老师们,因为有大家辛勤的付出,本套教材才能顺利出版。

前　言

　　社区护理学作为促进和维护社区人群健康的综合学科,在时代的推动下正经历着前所未有的变革。随着我国老龄化社会的加速到来和慢性病发生率的不断攀升,人们对健康的需求已逐渐从单纯的疾病治疗拓展到健康保健以及更加多元化、个性化和便捷经济的医疗服务上。而"互联网+"与人工智能的蓬勃发展,为社区护理学注入了新的活力和无限可能。

　　编写组紧密结合我国社区卫生服务的发展现状和社区护理工作的实际需求,积极汲取国内外社区护理的最新理论与实践成果。本教材紧跟时代步伐,以社区人群健康护理为中心,将互联网思维与社区护理实践深度融合。编写组着重从社区护理的基本知识和技能出发,以社区群体、家庭和个体的预防保健、慢性病管理和健康促进为核心编写框架。同时,本教材不仅介绍了社区卫生服务和社区护理的相关知识,还深入探讨了社区诊断、健康行为促进、健康教育开展等关键内容,并对家庭健康管理、社区重点人群(老、幼、妇、残、弱)的管理策略进行了详细阐述。本教材不仅体现了我国社区卫生服务及社区护理的基本理念、服务范畴和工作内容,还致力于反映社区护理在"互联网+"影响下的新动态、新进展和新技术。

　　通过案例导入的方式，本教材旨在增进学生对知识点的理解和应用；而提供的数字资源和思考题，则有助于加深学生对每个章节内容的理解。本教材既可作为护理学专业学生的主要教科书，又可作为社区护理相关专业人士的重要参考书籍。在教材的编写过程中，特别感谢所有参与编写者的辛苦付出。同时，我们也得到了长三角地区多所职业院校和社区卫生服务机构的大力支持和协助，他们的专业指导为教材的编写提供了坚实保障。

　　由于水平有限，教材中难免存在疏漏和不足之处。我们诚挚地希望广大读者在阅读过程中提出宝贵意见和建议，以便我们不断改进和完善。

目　录

第一篇 社区护理概论

第一章 绪 论

章前引言

　　随着社会人口老龄化的不断加剧和医疗技术的不断进步,社区护理作为一种重要的健康服务模式,日益受到关注。社区护理强调以社区为范围,为居住在社区中的个体、家庭提供全面、连续和个性化的护理服务,旨在促进健康、预防疾病、提高生活质量,并减轻医疗系统压力,是未来健康护理的重要发展方向。

学习目标

　　1. 理解社区的定义、构成要素和功能;理解社区护理的概念、发展历程及相关法律法规;理解社区护士岗位胜任力。

　　2. 能够概括说明社区卫生服务的定义及特点。

　　3. 知晓社区卫生服务的服务对象及服务方式。

　　4. 能够阐述社区卫生服务发展历史、服务模式及服务运行机制。

　　5. 理解社区护理的目标和核心原则。

　　6. 能描述社区护理的重点领域。

　　7. 探索社区护理的未来发展方向。

思维导图

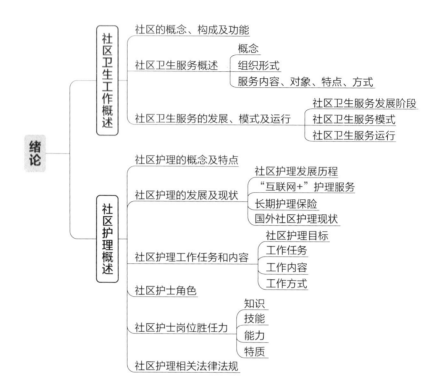

```
                          社区的概念、构成及功能
              社区卫生工作概述    社区卫生服务概述 ── 概念
                                              组织形式
                                              服务内容、对象、特点、方式
                          社区卫生服务的发展、模式及运行 ── 社区卫生服务发展阶段
                                                      社区卫生服务模式
绪                                                    社区卫生服务运行
论
                          社区护理的概念及特点
                          社区护理的发展及现状 ── 社区护理发展历程
                                            "互联网+"护理服务
                                            长期护理保险
                                            国外社区护理现状
              社区护理概述    社区护理工作任务和内容 ── 社区护理目标
                                                工作任务
                                                工作内容
                                                工作方式
                          社区护士角色
                          社区护士岗位胜任力 ── 知识
                                            技能
                                            能力
                                            特质
                          社区护理相关法律法规
```

案例导入

　　某个社区,面积6.8 km²,户籍人口9.5万人,流动人口2.6万人。根据统计数据,60岁以上的老年人占社区总人口的11.3%,其中42%为孤寡老人。为了提升社区居民的健康水平,政府决定在阳光社区建设一所现代化的社区卫生服务中心。

　　问题:

　　1. 社区卫生服务中心对于该社区居民的健康有何重要性?

　　2. 社区卫生服务中心将主要服务于哪些人群? 其特点有哪些?

　　3. 社区卫生服务中心将提供哪些服务项目,以满足签约居民的健康需求?

第一节 社区卫生工作概述

一、社区的概念、构成及功能

(一) 概念

20 世纪 30 年代,著名社会学家费孝通先生将"社区"一词引入我国,其定义为"社区是由若干社会群体(家族、氏族)或社会组织(机关、团体)聚集在某一地域内所形成的一个生活上相互关联的大集体"。1987 年,世界卫生组织(World Health Organization,WHO)在阿拉木图公共卫生大会上提出"社区是以某种形式的社会组织或团体结合在一起的一群人"。

(二) 构成

1. 人口要素　人是生活的主体,是社会生活的必要前提,包括社区人口的数量、素质、构成、分布和密度等。WHO 指出一个有代表性的社区所含人口数为 10 万~30 万。

2. 地域要素　具有一定范围的地域空间是社区存在的基本环境条件,地域的特点决定了社区的性质和未来发展。

3. 互动要素　包括社区设施、生活制度及管理机构等,社区设施是社区成员生产与生活所必需的物质条件,生活制度和管理机构是社区正常运行的保障。

4. 认同要素　包括文化背景、生活方式和认同意识等,涉及社会生活的各个方面,是社区得以生存和发展的内在要素。

(三) 功能

1. 经济功能　是指用于满足社区居民生活的基本需要,包括一定的生产、分配和消费功能。

2. 管理功能　通过管理社区人员的社会生活事务,维护和保障社区的秩序和安定,力求保证社区居民生活和生产的安全、和谐。

3. 服务功能　是指为了满足社区居民最基本的生活需要所设立的服务设施或机构,为社区居民和单位提供社会化服务。

4. 卫生功能　社区本身的环境保护功能和对社区居民的医疗卫生保健功能。

5. 教育功能　体现在通过各种社区文化活动,提高社区居民的文明素质和文化修养。

二、社区卫生服务概述

(一) 概念

社区卫生服务是社区建设的重要组成部分。是在政府领导、社区参与、上级卫生机构指导下,以基层卫生机构为主体,以全科医生为骨干,合理使用社区资源和适宜技术;以人的健康为中心、以家庭为单位、以社区为范围、以需求为导向,以妇女、儿童、老年人、慢性病患者、残疾人等为重点,解决社区主要卫生问题;以满足基本卫生服务需求为目的,融预防、医疗、保健、康复、健康教育、计划生育技术等为一体的有效、经济、方便、综合、连续的基层卫生服务。

(二) 组织形式

1. 组织架构　我国社区卫生服务的组织架构主要由行政管理组织、业务指导组织及社区卫生服务机构三大部分组成。行政管理组织是社区卫生服务的顶层设计和规划者,负责制订社区卫生服务的整体方案、规划,确立基本服务标准,确定考核办法,并对整个服务体系进行管理和协调。业务指导组织则是由多个专业机构构成,包括卫生行政部门、专项技术指导组织及社区卫生服务指导中心。这些机构在各自的职责范围内,共同推动社区卫生服务的标准化、规范化和科学化。社区卫生服务机构是整个服务体系的基石,直接面向社区居民并为其提供服务。

2. 设置方式　我国的社区卫生服务在城市和农村有着不同的设置方式。在城市,主要设立社区卫生服务中心和社区卫生服务站,以满足居民的基层医疗需求。这些服务中心主要由政府举办,且按照一定的人口规模(每3万~10万人)或地域范围进行设置,确保服务的全面覆盖。每个服务中心还会根据地理位置和服务需求,下设数量不等的服务站(每1万~1.5万人),以进一步延伸服务触角。而在农村,社区卫生服务则以乡(镇)为单位进行组织,政府会在每个乡(镇)设立一所卫生院,作为基层医疗服务的主要提供者。此外,根据村民的实际需求,还会灵活设置村卫生室,以提供更加便捷的医疗服务。社区卫生服务依赖于多种专业人员的协同合作,包括全科医生、社区护士、公共卫生医师、中医医师等,共同为居民提供全面、连续的卫生服务。

(三) 服务内容

1. 基本医疗服务　涵盖了常见疾病和多发病的诊疗、已确诊慢性病的持续治疗、社区紧急医疗救援、家庭出诊及护理、设立家庭病床等个性化医疗服务、康复医疗服务、必要的转诊服务,以及政府卫生部门批准的其他适宜医疗服务。近年来,国家卫生健康委大力推进家庭医生签约服务,进一步丰富了基本医疗服务的内容。家庭医生签约服务可包括个人健康评估、康复指导、家庭病床的设立、家庭护理、中医药"治未病"理念的应用、远程健康监测等多元化服务。致力于通过定制化的健康管理方案,提升居民对签约服务的满意度;重点关注儿童、孕产妇、老年人、慢性病患者和残疾人等群体,以疾病管理和预防保健为核心,提高签约服务的实际使用率,并逐步扩大服务覆盖面;同时,根据慢性病分级诊疗技术方案,为签约居民提供精准、高效的服务;此外,还致力于建立基层医疗机构与上级医疗机构之间的顺畅协作机制,为全科医生与公立医院专科医生搭建一个有助于高效沟通与交流的平台。

2. 基本公共卫生服务　涵盖了卫生信息管理、健康教育活动、传染病及地方病的预防控制、慢性病防控措施、精神卫生健康服务、妇女及儿童保健、老年人健康关怀、残疾人康复辅助与训练、中医药健康调养，以及协助应对区域内的突发公共卫生事件等。此外，还包括政府卫生部门规定的其他相关公共卫生服务。在实施这些服务项目时，需要紧密结合全科医生的培养、分级诊疗制度的构建和家庭医生签约服务等创新实践，不断优化和完善服务模式。特别是通过推广签约服务，为居民提供更加贴心、全面的基本公共卫生服务。

（四）服务对象

1. 健康人群　健康人群是社区卫生服务的主要对象之一。

2. 亚健康人群　亚健康是介于健康和疾病之间的中间状态。所谓的亚健康人群是指那些没有任何疾病或明显的疾病，但呈现出机体活力、反应能力及适应能力下降的人群。据有关调查表明：亚健康人群约占总人口的 60%，故亚健康人群是社区卫生服务的重点对象。

3. 高危人群　高危人群是指明显存在某些有害健康因素的人群，其疾病发生的概率明显高于其他人群。高危人群包括高危家庭的成员和存在明显危险因素的人群。

4. 重点保健人群　重点保健人群是指由于各种原因需要得到特殊保健的人群，如妇女、儿童、老年人等。

5. 患病人群　社区患病人群主要由居家的患各种疾病的人组成，包括患常见病或慢性病的人等。

6. 残疾人群　社区残疾人群主要包括居家的、因损伤和疾病导致的功能障碍者或先天发育不良者。

（五）服务特点

1. 基础性　为社区居民提供最基本、最广泛的预防及医疗保健服务。

2. 综合性　针对各类不同的人群，服务内容由预防、保健、医疗、康复、健康教育、计划生育技术服务等综合而成，并涉及健康的生物、心理、社会各个层面。

3. 连续性　社区卫生服务覆盖生命全周期，不因某一健康问题的解决而结束，而是根据生命各周期及疾病各阶段的特点及需求提供服务。

4. 可及性　社区卫生服务从服务的内容、时间、价格及地点等方面更贴近社区居民的需求。

（六）服务方式

1. 以患者为中心的个体化服务　包括门诊服务、出诊和家庭病床服务、社区急救服务、长期照顾、安宁疗护及姑息医学照顾、电话/网络咨询服务、医疗器具租赁服务与便民服务。

2. 以社区为导向的群体性服务　包括开展社区卫生诊断及开展以社区为导向的基本医疗卫生服务。

📖 **拓展阅读 1-1　社区卫生服务方式的具体内容**

三、社区卫生服务的发展、模式及运行

在医疗卫生服务体系中,社区卫生服务承担着尤为关键的作用,大力发展社区卫生服务是人人享有基本医疗和公共卫生服务的基础环节,是深化医药卫生体制改革、推动建立高效且有序的医疗卫生服务体系的关键,也是建设"健康中国"的重要途径。

(一)社区卫生服务发展阶段

1. 酝酿及试点阶段　1988年中国开展了全科医学,社区卫生服务也随之有了实质性的进展。1996年我国首次提出积极发展城市社区卫生服务。1999年7月,《关于发展城市社区卫生服务的若干意见》是我国第一个发展社区卫生服务的基本政策指导性文件。上海、北京、天津、深圳等城市对社区卫生服务中心转变结构和功能,积极先行先试开展试点工作。

2. 框架体系建设阶段　这一步主要是框架体系建设,细化政策,确立初步发展目标,进一步明确发展方向,加快建设步伐。2000年12月,卫生部印发《城市社区卫生服务机构设置原则》《城市社区卫生服务中心设置指导标准》《城市社区卫生服务站设置指导标准》。2001年10月,卫生部印发《城市社区卫生服务基本工作内容(试行)》。2001年12月,卫生部印发《2005年城市社区卫生服务发展目标的意见》。2002年8月,卫生部等十一部委印发《关于加快发展城市社区卫生服务的意见》。2003年,卫生部、国家中医药管理局印发《社区卫生服务中心中医药服务管理基本规范》。2005年创建全国社区卫生服务示范区,2011年创建全国社区卫生服务示范中心,2016年创建全国优秀社区卫生服务中心,这些举措有力地推动了全国社区卫生服务的可持续发展。

3. 全面成长阶段　主要是进一步完善体系建设阶段。自2006年2月以来,中央相继出台《国务院关于发展城市社区卫生服务的指导意见》和《国务院关于加强和改进社区卫生服务工作的意见》及九个配套文件,提出到2010年,全国地级以上城市和有条件的县级市要建立比较完善的城市社区卫生服务体系。至此社区卫生服务在全国范围开展有了一系列规范,使发展城市社区卫生服务的政策措施更加具体明确。2007年8月,全国社区卫生服务体系建设重点联系城市工作启动会议在北京召开,积极探索,开展试点,寻求社区卫生服务发展中的关键点并破解难点,为社区卫生服务的可持续发展提供可借鉴的经验。

4. 机遇发展阶段　2009年,新一轮医药卫生体制改革为社区卫生服务迎来了新的发展机遇,社区卫生服务体系基本建成。2011年7月,《国务院关于建立全科医生制度的指导意见》出台,全科医生在医疗卫生体系中的基础性作用日益显著,社区卫生服务的"网底"功能得以强化。2016年6月,《关于印发推进家庭医生签约服务指导意见的通知》转变了基层医疗服务模式,实行家庭医生服务模式,进一步强化了医疗卫生服务网络功能。2023年3月,《关于进一步完善医疗卫生服务体系的意见》指出加强乡镇卫生院和社区卫生服务中心规范化建设,发展社区医院,健全临床科室设置和设备配备。

拓展阅读1-2 上海社区卫生服务发展阶段

(二) 社区卫生服务模式

1. "六位一体"全科团队模式 在全国推广社区卫生服务的过程中,许多地区借鉴了上海的"六位一体"全科团队服务模式。这一模式强调预防、保健、医疗、康复、健康教育和计划生育技术指导的综合服务。各地根据实际情况,组建由全科医生、公共卫生医师、社区护士等组成的全科服务团队,共同为居民提供全方位、连续性的卫生服务。通过区域网格化约定服务,建立居民健康信息系统,加强重点人群管理等措施,促进居民健康管理和疾病预防控制工作的有效开展。

2. 家庭医生服务制度 家庭医生签约服务是近年来全国范围内推广的一种社区卫生服务模式。这一模式以签约为主要手段,通过与居民建立长期稳定的契约关系,为居民提供个性化、连续性的健康管理服务。家庭医生作为居民健康的"守门人",负责协调医疗资源,提供基本医疗、健康管理、转诊服务等。同时,结合医联体、医共体等医疗机构合作模式,实现分级诊疗,优化医疗资源配置。

3. 医联体/医共体延伸服务模式 在医联体或医共体的框架下,一些社区卫生服务机构作为上级医院的延伸,实现资源共享和服务下沉。

4. "互联网＋"社区卫生服务模式 "互联网＋"社区卫生服务模式是一种结合互联网技术与社区卫生服务的创新模式。它通过线上平台提供便捷的医疗咨询、远程诊疗和个性化健康管理等服务,使居民不需要亲自前往医疗机构即可享受医疗卫生服务。该模式能有效整合医疗资源,打破地域限制,实现优质医疗资源的共享。它以居民需求为导向,推动了医疗卫生服务的转型升级,提升了服务质量和效率。

(三) 社区卫生服务运行

1. 财政补偿机制 全国大部分地区都明确了政府在社区卫生服务中的主导作用。多数城市都实施了收支两条线管理,确保社区卫生服务中心的资金流入与流出得到规范管理。虽然各地具体的财政补偿方式可能有所不同,但总体上,都在努力寻求如何更加公平、有效地利用财政资金,确保社区卫生服务稳定、健康运行。

2. 医保支付机制 医保支付是社区卫生服务中的重要一环。很多城市都借鉴了上海的经验,实施医保总额预付制度,以确保医保基金平衡和保障基本医疗需求。与此同时,农村地区的医保制度也在不断完善,推动了农村医疗卫生资源得到更合理的配置。

3. 考核激励机制 为避免社区卫生服务中心效率降低,全国各地也建立了相应的绩效考核体系。这些体系通常包括服务工作数量、质量、群众满意度等多个维度,旨在更全面、客观地评价社区卫生服务的效果。此外,很多地方还在探索签约服务费试点,以此激发社区医务人员的积极性。

第二节　社区护理概述

一、社区护理的概念及特点

（一）社区护理的概念

社区护理是应用护理学和公共卫生学的理论与技术，以健康为中心，以社区人群为对象，以促进和维护社区人群健康为目标，提供连续的、动态的和综合的护理专业服务。

（二）社区护理的特点

1. 以健康为中心　社区护理的核心是维护和促进居民健康。

2. 广泛性　社区护理对象是社区的整个人群，不仅在于疾病护理、医疗照顾，还在于疾病预防、健康防护，是基本医疗与公共卫生的融合。

3. 协作性　需要与多部门合作一起促进社区居民健康，要充分开发利用社区的人、财、物资源，使有限的资源发挥出最大效益。

4. 自主性　在社区护理过程中，社区护士往往独自深入家庭进行各种护理，故要求社区护士具备较强的独立工作能力和高度的自主性。

二、社区护理的发展历程及现状

（一）社区护理的发展历程

社区护理起源于西方国家，大致分为 4 个阶段：

1. 家庭护理　19 世纪中期以前，由于卫生服务资源的匮乏、医疗水平的局限及护理专业的空白，多数患者均在家中休养，由家庭主妇看护、照顾。

2. 地段护理　在 19 世纪中期到末期，英国、美国为了使贫病交加人群能享受到基本的护理服务从而改善贫困人群的健康状况，陆续开设了地段护理服务。

3. 公共卫生护理　20 世纪初到 70 年代，服务对象不再局限于贫困患者，已经扩大至地段居民；主要由公共卫生护士来提供初级预防和健康促进的服务。

4. 社区护理　进入 20 世纪 70 年代后，世界各国越来越多的护士以社区为范围，以健康促进、疾病防治为目标，提供医疗护理和公共卫生护理服务。于是，从 20 世纪 70 年代中期开始，美国护理协会将这种融医疗护理和公共卫生护理为一体的服务称为社区护理，将从事社区护理的人员称为社区护士。

（二）"互联网＋"护理服务

"互联网＋"护理服务主要是指医疗机构利用本机构的注册护士，借助互联网、物联网、云计算、大数据等新一代信息技术，以"线上申请、线下服务"的模式为主，为出院患者、罹患疾病且行动不便的人群提供护理服务、护理指导、健康咨询等服务。

◎ 拓展阅读 1-3 "互联网十"护理服务国内外发展历程

(三) 长期护理保险

长期护理保险是指对个体由于年老、疾病或伤残导致生活不能自理,需要在家中或疗养院治病医疗由专人陪护所产生的费用进行支付的保险。

◎ 拓展阅读 1-4 长期护理保险国内外发展历程

(四) 国外社区护理现状

1. 日本社区护理现状 日本的社区护理包括以个人、家庭、特定集团、社区为服务视点的公共卫生护理和以居家疗养者及其家庭为服务视点的居家护理两个领域。

2. 美国社区护理现状 美国家庭健康护理由若干不同机构实施。如访问护士协会(Visiting Nurse Association,VNA)、老人院、门诊诊所等。社区护理机构是一个独立的医疗单位,护士占 80% 以上,另配有秘书、药剂师等。

3. 澳大利亚社区护理现状 澳大利亚社区护理最为成熟的是居家养老系统和院舍照顾。院舍照顾即机构照顾,是为一些由于疾病、无自理能力、亲人丧亡、紧急情况等原因,在家庭中得不到生活料理的困难老年人设置的,由政府认可的个人或组织来提供照顾。

4. 英国社区护理现状 英国在社区工作的护士有诊所护士、健康访视护士、特定区域护士和其他护士,英国的社区护理服务有教区护理、健康访视、学校护理等。

三、社区护理工作任务和内容

(一) 社区护理目标

社区护理的目标是为居民提供个性化的护理和支持,以满足社区居民的各种健康需求。与传统的医院护理相比,社区护理更加注重个体的需求和家庭的支持,通过健康教育、疾病管理等综合服务,为居民提供全方位的关怀。同时社区护理还强调疾病预防和早期干预,以减少疾病的发生和延缓病情进展。社区护理的核心原则是以人为本、以健康为中心、以家庭为单位、以社区为依托,强调每个个体都应该得到他们的权利和尊严。此外,社区护理还强调家庭和社区的参与是促进健康和康复的重要因素,通过多方的合作,形成一个紧密的护理网络,实现资源的共享和优化。

(二) 社区护理工作任务

社区护理工作应以人群健康为中心,以家庭为单位,以社区为范畴,以需求为导向,以妇女、儿童、老年人、慢性病患者、残疾人等为重点,将基本医疗护理和公共卫生护理有效融合,更好地普及健康知识,提高群众自我保健知识,满足社区群众基本健康需求。

(三) 社区护理工作内容

1. 基本医疗护理

(1) 机构护理:大力推进优质护理服务,落实责任制整体护理。

（2）居家护理：为社区高龄、重病、失能及计划生育特殊家庭等行动不便或确有困难的人群，提供个性化的护理服务，满足家庭的健康需求。

（3）安宁疗护：为患者及其家属提供"全人、全家、全程、全队"照顾，协助患者及其家属寻求专业意见及辅导服务。

（4）延伸护理：将护理服务延伸至社区、家庭，逐步完善服务内容和方式，保障护理服务的连续性、可及性、便捷性。

（5）家庭医生签约工作：参与家庭医生签约团队工作，推行健康管理服务模式。

（6）医养结合：建立健全医疗卫生机构与养老机构合作机制。通过建设医疗养老联合体等多种方式，整合医疗、康复、养老和护理资源，为老年人提供健康服务。

2. 公共卫生护理

（1）社区健康教育：确定健康教育的核心信息和目标人群，有计划、有组织、有目标地实施形式多样化的健康宣教活动。

（2）社区重点人群的健康管理：参与对0～6岁儿童、孕产妇、老年人、慢性病患者、严重精神障碍患者及残疾人等重点人群的健康管理。

（3）参与社区诊断工作，负责对辖区内人群的护理信息进行收集、整理及统计分析。了解社区人群的健康状况及分布情况，注意发现社区人群的健康问题及其影响因素，对影响人群健康的不良因素进行监测。

（4）中医药健康管理：参与对社区内65岁及以上常住居民进行中医体质辨识和中医药保健指导；参与对社区内0～3岁儿童及其家长进行儿童中医药健康指导。

（5）处理社区传染病和突发公共卫生事件：参与对传染病和突发公共事件的风险管理，发现并登记传染病和突发公共卫生事件，并做相关信息报告及处理。

（四）社区护理的工作方式

社区护理的工作方式是基于一个多学科团队的合作。这个团队由医生、护士、社工、康复治疗师、公卫医师等专业人士组成，他们共同协作，为社区居民提供全面的护理和支持。通过团队合作，社区护理能够提供连续、协调和个性化的护理服务，帮助居民实现健康目标。同时社区卫生服务中心可以通过建立有效的沟通渠道和信息共享机制，从而使社区护理团队能够及时了解居民的健康状况，并制订个性化的护理计划，帮助预防疾病的发生。

四、社区护士角色

社区护士角色是指在社区护理服务中，社区护士所特有的地位和职能，以及应当承担的义务，也反映出社区护士在社区与其他成员之间的关系。

1. 健康照顾者　是社区护士最基本的角色，为社区有需求的人群提供医疗照顾。

2. 协调者和合作者　在团队中起到协调各方资源的作用，与社区内其他专业人员和相关部门人员合作，共同维护社区居民健康。

3. 健康教育者　健康教育贯穿于社区护理工作的始终，促使人们增强健康意识，改变不良生活方式,预防疾病。

4. **护理研究者**　社区护理工作离不开收集资料、发现问题、分析原因,以及用科研的方法来解决问题。

5. **组织管理者**　社区护士要充分利用社区资源,根据社区的主要健康问题及居民医疗需求,设计和组织各种健康教育和健康促进活动。

6. **社区卫生代言人**　社区护士要了解相关的卫生政策及法律,及时将监测到的影响社区居民健康的相关问题上报有关部门,维护社区居民的健康利益。

五、社区护士岗位胜任力

社区护士是实践社区卫生服务的主体力量,其岗位胜任力在一定程度上影响着社区护理服务质量。岗位胜任力是指一个组织中的员工所具备的能够胜任工作岗位要求的知识、技能、能力和特质。

(一) 知识

1. **社区护理专业知识**　社区护士必须掌握常见病和多发病的疾病护理知识,以及安宁疗护和人文社科知识。

2. **公共卫生知识**　社区护士需要掌握重点人群社区保健知识、慢性非传染性疾病社区管理知识,以及家庭医生签约、健康档案管理、传染病及突发公共卫生事件管理等相关知识。

(二) 技能

1. **社区基础护理技能**　社区护士必须熟练掌握各项护理操作常规,并在日常工作中严格执行,确保患者安全。

2. **社区专科护理技能**　社区护士的工作内容既有基本医疗的部分,又有公共卫生的部分,要求社区护士需要具备社区健康教育和健康促进技能、社区康复护理技能、社区灾害应对技能、专科疾病护理技能、疾病预防技能、社区人群保健指导技能、社区计划生育指导技能等。

(三) 能力

1. **评判性思维能力**

(1) 评估与分析能力:社区护士对所服务的个体、家庭或社区能准确收集资料,并能做出正确分析。

(2) 决策与评价能力:基于评估与分析,能积极利用身边资源,做到独立判断并做出正确的决策与评价。

(3) 预见与应变能力:社区护士在为患者提供服务时,应预见各种并发症发生的可能性,须及时发现危险因素,采取有效措施为患者提供预防性服务或指导。在非医疗环境中工作时,也应预见自身生物性、社会性等风险,主动采取防范措施,减少或规避相关问题的发生。

2. 人际交往能力　社区护理工作既需要其合作者的支持、协助，又需要其护理对象的理解、配合。社区护士必须具有社会学、心理学及人际沟通技巧等方面的知识，从而有助于更好地开展工作。

3. 组织管理能力　社区护士不仅要向社区居民提供直接的护理服务，还要协调社区内的资源，开展各种形式的健康促进活动。因此，社区护士需要具备一定的组织管理能力。

4. 科研能力　在社区护理实践中，需要社区护士不断发现问题，通过科研手段来解决问题，探索适合我国国情的社区护理模式，推动我国社区护理事业的发展。

5. 教学能力　为培养在社区中从事护理工作的人才，社区护士需要具备良好的教学能力。

6. 自主学习和发展能力　社区护士需要在工作中不断学习，学习新知识、新技能，不断超越自己，从而更好地为社区居民提供健康服务。

（四）特质

1. 职业道德　社区护士要具备良好的职业道德，热忱地对待护理工作，要具有同情心、爱心、责任心、耐心和细心。

2. 心理素质　护士应具有较强的进取心，不断获取知识，丰富和完善自己；保持心理健康、乐观、开朗、情绪稳定，具备较强的适应能力、良好的忍耐力及自我控制力。

3. 身体素质　护士需保持良好的身体状态，仪表干净整洁，举止端庄稳重。

六、社区护理相关法律法规

1. 护士条例　为维护护士合法权益、规范护理行为、促进护理事业发展、保障医疗安全和人体健康而制定本条例。《护士条例》已经 2008 年 1 月 23 日国务院第 206 次常务会议通过，自 2008 年 5 月 12 日起施行。本条例根据 2020 年 3 月 27 日国务院发布的《国务院关于修改和废止部分行政法规的决定》做第一次修订。

2. 医疗事故处理条例　为正确处理医疗事故，保护患者和医疗机构及其医务人员的合法权益，维护医疗秩序，保障医疗安全，促进医学科学的发展而制定本条例。《医疗事故处理条例》已经 2002 年 2 月 20 日国务院第 55 次常务会议通过，由国务院于 2002年 4 月 4 日发布，自 2002 年 9 月 1 日起实施。

3. 医疗废物管理条例　旨在加强医疗废物的安全管理、有效防止疾病传播、切实保护环境并保障人体健康，由国务院于 2003 年 6 月 16 日发布并实施本条例，后根据2011 年 1 月 8 日发布的《国务院关于废止和修改部分行政法规的决定》进行了修订。

4. 传染病防治法　为预防、控制和消除传染病的发生与流行，保障人体健康和公共卫生而制定此法律。最新修正是根据《全国人民代表大会常务委员会关于修改〈中华人民共和国文物保护法〉等十二部法律的决定》中的条文序号做相应修改，自公布之日起施行。

5. 中华人民共和国民法典　2020 年 5 月 28 日，十三届全国人大三次会议表决通过了《中华人民共和国民法典》，自 2021 年 1 月 1 日起实施。

拓展阅读1-5 社区护理相关法律法规要点提示

数字课程学习

○教学PPT ○导入案例解析 ○复习与自测 ○更多内容

第二章 社区护理工作方法与技术技能

章前引言

　　社区护理是护理实践和大众健康实践的综合体,是护士应用护理及相关的技术技能,解决社区、家庭和个人的健康问题或满足他们的健康需求,其宗旨是促进和维持大众健康。社区护理程序是护士在为个人、家庭或社区提供护理照顾时完成评估、诊断、计划、实施和评价的过程,是系统、科学地解决护理问题的一种工作方法。社区护理康复技术不仅是护士在临床护理实践中为患者提供优质护理服务的一个重要"工具",还是促进患者康复和提高生活质量的关键环节。

　　同时,建设电子健康档案对保障居民健康、提升公共卫生服务和社会信息化水平、实现"健康中国"战略至关重要。

　　随着新兴媒体和移动医疗技术的发展与完善,社区健康科普呈现出更加多元的发展。社区护士要提升健康教育意识、能力及自信心,以不同的医学科普形式满足不同居民的需求,进而增强广大群众的健康意识,推进实现全民健康。

• 学习目标 •

　　1. 了解社区护理程序的五个步骤,初步学会应用此工作程序解决个人、家庭和社区常见的护理健康问题。

　　2. 学会体位护理技术的体位摆放和体位转换方法。

　　3. 掌握移动护理技术的步行训练和拐杖行走训练方法。

　　4. 学会吞咽障碍评估方法及康复护理技能。

　　5. 掌握骨折护理技术的评估方法及骨折的康复护理。

　　6. 了解居民健康档案建立的意义、原则、流程和管理方法。

　　7. 掌握医学科普的概念、传播要素、原则、渠道和技巧,提升科普实践能力,倡导健康生活方式,改变目标人群的不良行为习惯。

思维导图

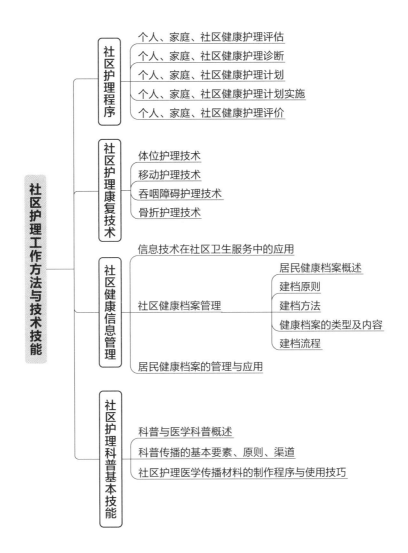

社区护理工作方法与技术技能

- 社区护理程序
  - 个人、家庭、社区健康护理评估
  - 个人、家庭、社区健康护理诊断
  - 个人、家庭、社区健康护理计划
  - 个人、家庭、社区健康护理计划实施
  - 个人、家庭、社区健康护理评价
- 社区护理康复技术
  - 体位护理技术
  - 移动护理技术
  - 吞咽障碍护理技术
  - 骨折护理技术
- 社区健康信息管理
  - 信息技术在社区卫生服务中的应用
  - 社区健康档案管理
    - 居民健康档案概述
    - 建档原则
    - 建档方法
    - 健康档案的类型及内容
    - 建档流程
  - 居民健康档案的管理与应用
- 社区护理科普基本技能
  - 科普与医学科普概述
  - 科普传播的基本要素、原则、渠道
  - 社区护理医学传播材料的制作程序与使用技巧

案例导入

　　小张进入社区卫生服务中心工作已有5年,作为一名社区护士,她认真完成门诊和病房的临床护理工作,同时也是家庭医生团队成员之一,为管辖的幸福小区的居民提供专业、便捷、连续的社区护理服务。

　　76岁的张爷爷是陆医生签约已两年的患者,陆医生通过电话随访得知,张爷爷因感染肺炎在三级医院呼吸科住院十天,刚办理完出院手续,随后到家。随即陆医生和小张护士与张爷爷约定居家上门访视时间。张爷爷患高血压、糖尿病十年,数年前发生过出血性脑卒中,偏瘫。现意识清楚,血压不稳定、血糖控制平稳,全身皮肤完整,生活不能自理,平时以保姆照顾为主,饮食和药物管理依从性欠佳。小张护士根据评估结果,确定护理诊断,制订个体护理计划并落实,定期上门为张爷爷测量血压和血糖,指导用药及调整饮食结构,并教会照护者喂食、口腔护理、预防压疮护理、翻身等技巧。每一次服务结束后,小张护士会更新张爷爷的健康档案记录。

小张工作后选择康复护理作为自己的专科发展方向,不断进修学习,工作之余组织兴趣小组共同拍摄康复护理系列科普操的视频。每月在居委活动室播放,形式多样,还有健康讲座、义诊、体检等服务,向居民宣传慢性病预防、手卫生、预防跌倒及常用药居家管理等知识,提高居民自主健康管理意识。

小张护士在工作后继续接受职后教育,带领团队学习社区护理新知识和新技能,用专科的技术方法解决社区居民的健康问题,取得了良好的社区护理效果。

问题:
1. 社区护士在居家上门访视中需要注意什么?
2. 如何进一步扩大社区护士的宣教范围和影响力?

第一节　社区护理程序

护理程序是护士为护理对象提供护理照顾时所应用的工作程序。社区护士应用护理程序的五个步骤(评估、诊断、计划、实施和评价)对社区的个人、家庭和社区整体的健康进行护理的过程,是社区护理工作的重要方法。由于社区护理对象为个人、家庭和社区,因而在评估、确定护理诊断/问题、制订护理计划、实施及评价上都各有其特殊性。

一、健康护理评估

个人、家庭、社区健康护理评估是为确定个人、家庭、社区健康问题而收集主观、客观资料的过程。包括对家庭成员的健康状态、生活方式、家庭的结构与功能、家庭发展阶段及其发展任务、家庭健康需求等的评估。

(一)个人健康护理评估

1. 评估内容　主要收集与个人疾病和健康问题相关的资料,包括生理、心理、社会、文化、精神方面的内容。

2. 评估特点　因为患者生活在自己家中,所以还要侧重考虑个人意愿、自理能力、是否有人帮助或照顾、社区保健服务资源等。

3. 评估方法　有护理查体和观察法,以及询问病史、生活史和健康史的交谈法。

(二)家庭健康护理评估

1. 评估内容　不仅收集家庭中的患病者或家庭成员健康状况方面的相关资料,还收集家庭功能、家庭发展阶段、家庭环境、家庭与社会的关系及家庭对资源的利用状况等方面的相关资料。

2. 评估特点　主要收集与家庭整体健康有关的资料,要考虑家庭发展的动态变化、患者和家庭成员间的关系、家庭功能等。

3. 评估方法　方法有观察法和交谈法。观察法主要是观察家庭环境及家庭成员间的交流状况;交谈法主要是通过和家庭成员的交谈,了解患者的健康状况、家庭状况及家庭成员间的关系等。

(三)社区健康护理评估

1. 评估内容　从社区整体健康的维度收集社区人口学资料、社区环境特征指标、社区人群健康状况指标、社区政府支持和参与健康活动的指标、社区保健福利状况指标、社区健康政策制定指标、社区资源和社区卫生服务的利用情况等信息。

2. 评估特点　主要收集与社区整体健康相关的资料,重点放在社区的群体健康、社区紧急事件(如地震、水和食品污染)的应对和社区的环境政策等方面。

3. 评估方法　有社区调查法、二手资料分析法、观察法(如了解社区居民的住房条件、社区街道环境卫生、交通等)、交谈法、社区实地考察法等。

二、健康护理诊断

对个人、家庭或社区健康进行护理诊断的方式均相同,均为 PSE 或 PE 方式,但各有其不同特点。PSE 方式:P(problem)——问题,指护理问题和共同问题;S(symptoms and signs)——症状和体征或主观、客观资料;E(etiology)——相关因素或危险因素。PE 方式:P——问题,指潜在问题;E——危险因素。

(一)个人健康护理诊断

社区中关于个人健康的护理诊断是以患病者或有健康问题的个人为中心提出的。例如:P——床上活动障碍。S——通过家庭访视得到的资料为"患者李某,68 岁,男性,患多发性脑梗死,经过 2 周的住院治疗,病情稳定,进入恢复期,回家康复。家访时了解到患者已出院 1 个月,从床上坐起或仰卧的活动能力受损,不能自行坐起或改变卧位"。E——与降低的活动强度及耐力有关,继发于偏瘫。

(二)家庭健康护理诊断

关于家庭健康的护理诊断是以家庭整体健康为中心提出的,反映的是家庭整体的健康状况。例如:P——照顾者角色紧张状况。S——家庭访视中,通过观察得到的客观资料:照顾者(女儿)在护理被照顾者(父亲)时表现出不耐烦的情绪;通过访谈得到的主观资料:父亲希望女儿能随叫随到,女儿主诉经常失眠。E——与持续的护理需要有关。

（三）社区健康护理诊断

关于社区健康的护理诊断是以社区整体健康为中心提出的，反映的是社区和社区群体。例如：P——社区成年男子高血压患病率高于全国平均水平。S——社区居民喜爱吃咸食、生活规律性差，并认为这些不会导致严重疾病；该社区为富裕小区，成年男子多为公司经理或部门领导，主诉"工作忙，责任重，精神压力大，休息和娱乐活动少，且对此生活方式很无奈"。E——①对不良生活习惯与疾病的关系存在认知不足；②没有主动寻找减轻精神压力的办法，使紧张和压力持续存在；③缺乏高血压影响因素的相关知识。

三、健康护理计划

根据个人、家庭、社区健康的护理诊断，制订相应的护理计划。护理计划的内容有主客观资料、诊断/问题、目标、措施和评价方法。个人的护理计划侧重于对某种疾病患者的具体护理方法；家庭的护理计划侧重于存在家庭健康问题的人员及与其的互动和合作意愿等；社区的护理计划注重利用社区内、外可以利用的资源，从行政的角度制订计划，解决与社区健康相关且围绕人员、经费、地点和时间方面的问题。

（一）个人健康护理计划

1. 护理目标　①短期护理目标：如3天后患者主诉胸痛缓解，咳嗽减轻。②长期护理目标：2～3周后患者主诉无咳嗽和胸痛，呼吸20次/分，脉搏80次/分。

2. 护理措施　①严格执行医嘱，准确、及时用药，并观察其不良反应。②指导患者咳嗽排痰，咳嗽时用手按住胸部，减轻疼痛。③遵医嘱使用止痛剂。

（二）家庭健康护理计划

1. 护理目标　短期护理目标：①当天患者女儿认识到床的高度不适宜是产生腰痛的原因，把床高度调整到适合护理的高度。②1周内，父亲能认识到自己应当做些力所能及的事情，这样不仅能够促进身体尽快康复，同时还可以减轻女儿的护理负担。③2周内主诉腰痛和疲劳减轻。长期护理目标：家庭能够正确援助患者；1个月内，女儿能够正确认识父亲下肢的残存功能，让父亲利用残存功能做力所能及的事情。

2. 护理措施　①进行健康教育。②进行保健指导，教会家属护理卧床患者的技巧。③鼓励其他家庭成员一同参与对患者的护理。

（三）社区健康护理计划

1. 护理目标　短期护理目标：①一年内社区70%的高血压患者能说出不良生活习惯与产生高血压和并发症的关系。②2～3年后社区70%的高血压患者的生活方式向有利于健康的方向发展。长期护理目标：5年内社区高血压患病率下降7%。

2. 护理措施　①制订社区健康规划，并对其进行监督、评价和反馈。②举办各种健康讲座和培训学习班。③组织定期体检，并给予相应的保健指导。

四、健康护理计划实施

（一）个人健康护理计划实施

对社区内个人进行健康护理的主要方式是居家护理。主要是根据护士的评估制订护理计划，由社区护士实施计划。实施内容主要有护理技术操作、日常生活护理、药物指导和健康指导等。

1. **居家护理概念**　居家护理是综合性健康服务系统的一部分，是针对患者及其家庭在其住所提供的一种健康服务，目的在于维持和促进健康、促进康复，减少因疾病所致的后遗症或残障。

2. **居家护理对象**

（1）主要服务对象是在家疗养的慢性病患者，如冠心病、高血压、糖尿病、慢性肾功能衰竭患者等。

（2）出院后病情已稳定但还需要继续治疗的患者，如术后患者。

（3）晚期癌症患者。

（4）需要康复护理的残疾人，如截瘫的人、先天畸形或后天疾病造成的功能障碍或残疾者。

3. **居家护理形式**　目前较为常用的是家庭病床。

（1）家庭病床：在医疗机构是由某个部门的医生和护士到服务对象的家中进行诊疗和护理；在社区卫生服务中心是由管辖区域内全科团队的责任医生和责任护士到服务对象的家中进行诊治和护理。目前，家庭病床是我国常用的居家护理形式，家庭病床的建立促进了医疗资源的有效利用和重新分配。

（2）服务流程和方式：家庭病床的建立通常由患者家庭提出要求，由医院或所在社区卫生服务中心临床医生确诊建立，患者或其家庭成员到相关管理部门进行登记，社区责任医生上门建立家庭病床病历并制订治疗方案，确定上门查治周期，社区护士根据医嘱和家庭具体情况制订相应的护理计划，解决患者现存和潜在的护理问题。

（二）家庭健康护理计划实施

对家庭整体健康进行护理的主要方式是家庭访视。计划的实施者应以患者及其家属为主，社区护士起到指导和协助的作用。除此之外，计划的实施者还包括社区其他卫生服务工作人员、居委会工作者、社区医务工作者和社区各机构的管理者等。计划实施内容主要有家庭成员间关系的协调，与其他各部门间的协调，以及相关的保健指导与护理指导等。

1. **家庭访视概念**　家庭访视是指在服务对象家庭里，为了维持和促进个人、家庭和社区的健康，对访视对象及其家庭成员进行有目的的护理服务活动。家庭访视是社区护理的主要服务形式，社区护士通过家庭访视，了解访视对象及家庭成员的健康状况、家庭结构和功能、家庭环境和内外资源、健康观念和行为，从而发现访视对象及其家庭整体现存和潜在的健康问题,制订家庭护理计划并实施,维护和促进家庭健康。

2. 家庭访视对象　　家庭访视的对象主要是存在健康问题或潜在健康问题的个人及其家庭成员,他们是在社区内的弱势群体。这些弱势群体主要生活在特困家庭、存在健康问题的家庭、残疾者的家庭、存在慢性病患者且缺少支持系统的家庭。

3. 家庭访视类型

(1) 评估性家庭访视:评估个体、家庭的需求和状况,为制订护理计划提供依据。常用于有年老体弱患者的家庭和存在健康问题的家庭,根据其具体情况进行追踪性护理干预。

(2) 预防、保健性家庭访视:主要进行疾病预防、保健方面的工作,如产后的新生儿访视。

(3) 连续照顾性家庭访视:其对象包括需要在家接受直接护理的患者、行动不便的患者、慢性病患者、临终患者及其家属。

4. 家庭访视次数　　访视的次数可根据家庭的具体情况而定,即家庭存在的问题和需要援助的程度。决定访视次数时应考虑的因素有社区护理工作人员数量、护理对象和社区护士的时间、护理对象需要解决问题的轻重缓急程度及预算等。

5. 家庭访视内容

(1) 判断家庭存在的健康问题,制订援助计划,进行家庭成员的健康管理。

(2) 提供直接护理:包括评估服务对象存在的健康问题、实施护理操作和提供健康指导。如评估一个家庭成员心血管系统存在的健康问题,为居家患者的伤口更换敷料,指导糖尿病患者及家属有关饮食和用药方面的知识等。

(3) 实施健康教育:家庭访视过程中要实施的健康教育不仅是为家庭提供信息,还是帮助家庭成员有效地应用健康保健知识,能够进行自我健康管理。内容包括有关家庭健康的行为等方面的知识和技能,如指导如何营造安全、卫生的家庭环境等。

(4) 提供如何利用各种社会健康资源的咨询指导,与相关部门(如医疗保险机构、街道办事处、政府机构等)进行协调和联络。

(三) 社区健康护理计划实施

对社区整体健康进行护理的主要方式是社区群体健康教育和社区健康管理。实施的主要内容包括与社区多部门的联络和协调、社区健康的基础资料调研、对具有共性健康问题群体的教育及保健指导、社区健康档案的管理、向政府提案和社区整体环境规划等。

▶ 拓展阅读　2-1　社区家庭访视计划、记录、总结

五、健康护理评价

护理评价主要是衡量和检查是否达到预期目标的过程。

(1) 个人健康护理常用的评价指标:个人生理、心理、社会、文化等方面相应的评价

标准。

（2）家庭健康护理常用的评价指标：家庭功能状况、家庭发展任务完成情况、家庭资源的灵活运用情况等。

（3）社区健康护理常用的评价指标：人员的投入、设备和物品的消耗、与社区健康相关的各种指标，如平均寿命、病死率、患病率、不良生活行为改善率、健康教育覆盖率、体检率、离婚率、自杀发生率、就诊率及水质达标率等。

第二节　社区护理康复技术

本节主要侧重的社区护理技术是康复技术。社区护理康复技术不仅是护士在临床护理实践中为患者提供优质护理服务的一个重要"工具"，还是促进患者康复和提高生活质量的关键环节。通过专业的社区护理康复技术，护士能够针对患者的具体病情和康复需求，制订个性化的护理计划，有效缓解患者的病痛，预防并发症的发生。同时，还能够帮助患者恢复身体功能，提升自我照护能力，从而更好地融入社会和生活。

一、体位护理技术

体位摆放与转换技术是康复护理中的核心技术，对预防长期卧床引发的坠积性肺炎、压力性损伤、肌肉萎缩、关节挛缩及深静脉血栓等并发症至关重要。应尽早实施，并每隔1～2 h调整患者体位，以确保患者健康。

（一）体位摆放

体位摆放是根据护理和康复需求，帮助或指导卧床患者采取正确、舒适的体位。协助偏瘫患者进行体位摆放时，为防止关节挛缩畸形，应采取抗痉挛体位。

（1）仰卧位：患侧头部置于枕头上，患侧上肢垫一长枕并伸直置于枕头上，患侧下肢垫长枕或浴巾以防止外展和外旋，稍微垫高膝部以保持微屈伸展状态（图2-1）。

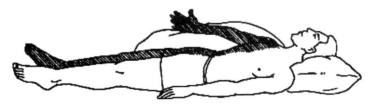

图2-1　偏瘫患者仰卧位

（2）健侧卧位：确保患者头部垫有枕头，健侧贴床，患侧朝上，且患者身体与床面成90°角。患侧上肢伸直，掌心贴枕并朝下，若肌张力过高则手指微屈，握毛巾卷以维持腕部背伸；患侧下肢髋、膝关节微屈，确保足部和腿部都放在枕头上，背部可用枕头支撑（图2-2）。

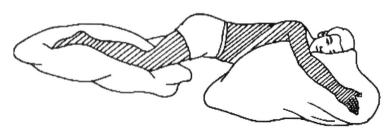

图 2-2　偏瘫患者健侧卧位

（3）患侧卧位：患者头部垫枕，患侧贴床，健侧朝上。患侧上肢应向外展开，与躯干夹角≥90°，同时需要确保肩关节不受压迫，上臂应旋后放置，保持肘部和腕部均伸直，掌心朝上。健侧上肢可放松置于躯干上方。患侧下肢应微屈并放在健侧腿的后方，而健侧下肢也需要微屈，并置于体前的枕头上，形成类似迈步的姿势。为确保稳定，患者后背可用枕头给予稳固支撑（图 2-3）。

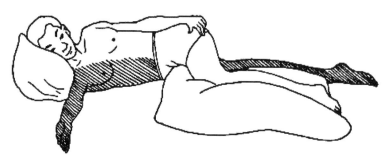

图 2-3　偏瘫患者患侧卧位

（4）俯卧位：在患者心、肺及骨骼状况允许的前提下，可采用俯卧位，以促进髋关节充分伸展，同时减轻身体后部骨隆突部位的组织受压。在俯卧时，患者应使头部偏向一侧，两臂屈曲并置于头部两侧，同时在胸部、髋部及踝部下各垫一个软枕，以增加舒适度并减少压力。

（二）体位转换

1. 床上翻身训练　包括主动和被动翻身两种方式。

（1）主动向健侧翻身：双手十指交叉，患侧拇指在上（Bobath 握手），肩关节屈曲90°，肘关节伸直，健侧腿放于患侧腿下。头部转向健侧，先将健侧上肢和躯干向患侧摆动，然后迅速反向摆向健侧，利用此摆动产生的惯性旋转身体。同时，健侧膝关节背屈并钩住患侧小腿，借此带动骨盆和患侧下肢一同转向健侧。

（2）主动向患侧翻身：双手十指交叉，患侧拇指在上（Bobath 握手），肩关节屈曲90°，肘关节保持伸直。头部转向患侧，健侧足部稳固地踩在床面上，膝关节稍屈以准备发力。健侧上肢先带动患侧上肢摆向健侧，然后迅速反向摆向患侧。在上肢摆动的同时，健侧足部蹬踏床面，向患侧用力，配合躯干和上肢的协调动作，完成向患侧的翻身动作(图 2-4)。

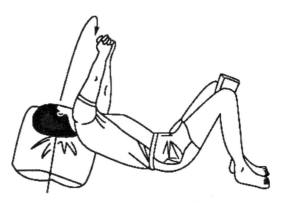

图 2-4 伸肘摆动翻身

（3）被动向患侧翻身：护士帮助患者将患侧上肢外展置于 90°体位；患者自行将身体转向患侧。若患者完成有困难,护士可帮助患者完成动作。

（4）被动向健侧翻身：先旋转上半部躯干,再旋转下半部躯干。护士一手置于患者颈部下方,一手置于患侧肩胛骨周围,将患者头部及上半部躯干转为健侧卧位;一手置于患侧骨盆将其转向前方,另一手置于患侧膝关节后方,将患侧下肢旋转并摆放于自然半屈位(图 2-5)。

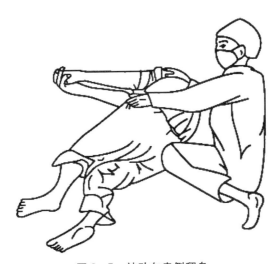

图 2-5 被动向患侧翻身

2. 床上横向移动方法 偏瘫患者在床上进行横向移动时,可将健侧足部置于患侧足部之下,钩住患侧足部向右(左)移动;随后,患者通过健侧足部和一侧肩部共同支撑,抬起臀部,将下半身移向右(左)侧;再向右(左)移动臀部;最后将头转向右(左)侧,以完成整个移动过程。如遇患者难以独立完成,护理人员可提供协助,一手置于患者膝关节上方,另一手抬起患者臀部,帮助其顺利向一侧移动。

二、移动护理技术

(一)步行训练

步行移动训练是帮助患者学会移动时所需的各种动作,以独立完成日常活动。当患者能平稳站立时,应进行立位移动训练,起立动作与行走动作几乎同时开始。步行训练前,患者患侧腿要有足够的负重能力,同时有良好的站位平衡力,室内步行需要达到2级平衡,室外步行需要达到3级平衡。

1. 步行前准备 在帮助下能完成步行的分解动作,包括重心转移练习、患肢负重练习、交叉侧方迈步、前后迈步,以及加强膝、髋控制能力的练习等。

2. 平衡杠训练 平衡杠是练习站立和行走的主要工具,患者可以借助平衡杠练习健肢与患肢交替支持体重,矫正步态,改善行走姿势。步行训练初期,为保证患者安全,可先在平衡杠内练习向前或向后倒走、转身、侧方行走等。

3. 行走训练 对于需要在扶持下进行行走训练的偏瘫患者,护士站在患侧,一手放在患侧腋下,支持肩胛带向上,并从患侧腋下穿出置于胸前,另一手握住患侧手使之保持腕肘伸展位,拇指在上,掌心向前,与患者一起缓慢向前行走。对于不需要扶持能行走的患者进行行走训练时,开始时先在室内平坦的地面上短距离行走,如下肢功能不能恢复的患者可借助助行器、拐杖等辅助用具进行训练(图2-6)。

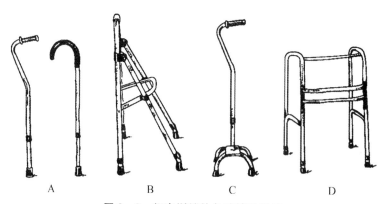

图2-6 行走训练的各种辅助用具

(二)拐杖行走训练

拐杖行走训练是使用假肢或偏瘫患者用于恢复行走能力的重要锻炼方法。进行拐杖行走训练前应先锻炼双侧上臂、腰背部及腹部的肌力,并训练坐起和立位平衡,完成上述训练后方可进行拐杖行走训练。拐杖长度应按患者的身高及上肢长度而定,即拐杖末端着地与同侧足尖中位距离15 cm左右,紧实接触地面。将拐的腋垫贴于腋下的胸壁肋骨处,上臂外展与人体中轴线之间的角度为30°。

1. 双拐行走训练 ①蹭步训练:双拐放于身前,身体前倾并由腋拐支撑,同时拖动双足前移。②摆至与摆过步训练：双拐放于身前，身体前倾并由腋拐支撑。双足同时向前摆出，落至或超过腋拐为一步。③四点步行：依次移动一侧拐、对侧下肢、另一侧拐、另一侧下肢。

2. 单拐行走训练　健侧挂拐，握紧扶手以手臂支撑。①两点步行：健侧拐杖与患侧下肢同时前移，健侧下肢随后摆出。②三点步行：熟练后或肌力稳定时，可跨过拐杖加大步幅。顺序为单拐、患侧下肢、身体前倾后健侧下肢顺势摆出。

三、吞咽障碍护理技术

吞咽障碍常导致患者发生营养不良、脱水、吸入性肺炎等并发症，增加其发病率、病死率和住院费用，严重影响患者的心理和疾病预后。吞咽障碍的典型表现为口腔控制能力和对食物的咀嚼能力减弱，吞咽反射出现延迟。患者因进食困难而导致营养物质摄入不足，进而出现营养不良，甚至因不能经口进食、佩戴鼻饲管等原因产生抑郁、社交隔离等精神心理症状。

（一）吞咽障碍评估

1. 触摸吞咽动作　检查者将手放于患者下颌下方，手指张开，示指轻放于下颌骨下方的前部，中指放在舌骨处，环指放于甲状软骨下缘，嘱患者吞咽，以甲状软骨上缘能否接触到中指来判断喉上抬的能力。正常人吞咽时，中指能触及甲状软骨上下移动约 2 cm。

2. 洼田饮水试验　患者取端坐位，像平常一样喝下 30 ml 的温水，检查者记录饮水时间和饮水状况，并观察有无呛咳等，进行分级与判断。Ⅰ级：可一次喝完，无噎呛。Ⅱ级：分 2 次以上喝完，无噎呛。Ⅲ级：能一次喝完，但有噎呛。Ⅳ级：分 2 次以上喝完，且有噎呛。Ⅴ级：常常噎呛，难以全部喝完。正常：Ⅰ级，5 s 内完成。可疑：Ⅰ级，超过 5 s 完成；Ⅱ级。异常：Ⅲ、Ⅳ、Ⅴ级。

（二）进食姿势及用物准备

偏瘫患者由于咽喉舌部肌肉麻痹，常常吞咽困难。为防止发生呛咳，应采取特定进食姿势：能坐立的患者应前屈头部，患侧肩部用枕垫高，喂食者站在患者的健侧；无法坐立的患者，应保持至少 30° 的仰卧姿势。

食物和餐具的选择也十分重要。食物应选密度均匀、不易松散变形、不会在黏膜上残留的。开始时应给予少量食物（3～5 ml），如果患者能够顺利吞咽，可以逐步增加食物量。在餐具方面，推荐使用薄而小的勺子。此外，为了方便患者吞咽，食物应放置在健侧的舌后部或颊部。

（三）吞咽功能训练

1. 口唇闭合训练　针对偏瘫患者常出现的口唇微张或紧贴齿外、易流口水等问题，可采取特定方法进行改善：利用冰块迅速摩擦或使用电动牙刷背部由外向内刺激口唇，或指导患者将示指放入口中，通过吸吮动作进行口唇闭合训练。

2. 舌肌锻炼　训练前,训练者可用手指在患者口底软组织区做半圆运动,推压以改善舌肌张力。若患者舌头不能动,可用湿纱布裹住舌头,协助其做多方向运动。如舌头能稍微活动,可指导患者用舌头推颊,以增强舌肌力量。

3. 软腭训练　训练者需要同时使用压舌板和冰冻棉棒,压住患者舌头的同时刺激软腭,然后让患者发"啊"音来提升软腭。另外,可以让患者用吸管向水杯吹气,以练习气流控制。

4. 喉部锻炼　指导患者发出"哦啊"或"咿哦"等音调变化的声音,以促进喉部活动。同时,可引导患者做喉头向上向前的运动,之后进行吞咽,以加强喉部功能。

四、骨折护理技术

骨折是指骨结构的完整性或连续性完全或部分中断。骨折大部分由较严重的创伤导致。严重的骨折还同时伴有或导致组织器官的损伤,引起相应功能障碍,严重时危及患者的生命,导致患者残疾。骨折后进行及时、有效、正确的处理和康复训练能有效预防肢体功能障碍的发生,保障患者生命安全。

(一)评估方法

1. 骨折愈合情况　了解患者骨折对位对线及骨痂形成情况,是否有骨折延迟愈合或者不愈合,有无畸形愈合或者假关节形成,有无血管神经损伤等。

2. 关节活动范围测定　测定关节活动范围以了解关节活动有无受限及受限程度,可用量角器测量,与对侧关节进行比较。

3. 肌力测定　肌力是肌肉收缩时产生的最大力量,常采用徒手肌力检查法来判断肌力减弱的部位和程度,重点测定骨折受累关节周围肌肉的肌力。

4. 肢体长度及周径测定　通常采用卷尺测量,对左右两侧肢体同部位同时间进行测量和比较,可了解骨折后有无肢体缩短或者延长,有无肢体的水肿或者肌肉萎缩的程度。

5. 感觉功能测定　通过浅感觉(痛觉、触觉、温度觉)检查和深感觉(运动觉、位置觉、震动觉)检查了解有无神经损伤及损伤的程度。

6. 日常生活活动能力测定　对上肢骨折患者重点评定生活自理能力情况,如穿衣、洗漱、清洁卫生、进食等;对下肢骨折患者评定其步行和负重的能力。

(二)骨折康复护理

1. 早期康复护理　疼痛和肿胀是主要的症状和体征,持续肿胀是骨折导致残疾的主要原因,须早期开始康复锻炼。①局部处理:可采用冷疗减轻局部疼痛和水肿,抬高患肢以利于水肿消退,患肢抬高应高于心脏水平。②等长收缩练习:对于骨折固定的部位,可指导患者进行有节奏的等长收缩练习,尽量大力收缩(持续 5 s)然后放松,反复训练,每次练习 20 下,每日训练 3 次,可防止肌肉失用性萎缩。③物理因子治疗:骨折得到处理后 48 h 可采用光疗、超声波治疗、温热疗法、超短波或低频磁疗等方法改善肢体血液循环,促进骨折愈合。④健侧肢体正常活动和呼吸功能锻炼:除骨折部位及其上下关节制动外,指导患者身体其他各部位的正常活动。对于绝对卧床患者,指导其进行床上活动和呼吸功能锻炼,防止压疮和呼吸系统并发症的发生。

2. **中期康复护理** 骨折后 2 周至骨折的临床愈合为骨折中期,此期应逐渐增加关节活动范围,指导患者进行主动运动。①全范围关节运动:可指导患者对受伤肢体近端和远端未被固定的关节进行全范围关节活动,每天数次,以保持关节的活动度,尽可能进行主动运动或者抗阻运动,如有困难可进行被动运动。②肌力训练:外固定解除后可逐渐过渡到等张收缩训练,并可增加抗阻训练。肌力 0～1 级时采用神经肌肉点刺激、被动运动、助力运动;肌力 2～3 级时以主动运动为主,辅以助力运动;肌力为 4 级时可进行抗阻运动,但注意保护骨折处,以免再次发生骨折。③物理因子治疗:可起到改善血液循环、促进瘢痕软化和粘连松解、促进钙盐沉积等作用。④日常生活活动能力训练:对上肢骨折的患者可选择相应的作业治疗增强上肢功能,对下肢骨折的患者可指导其进行行走和步态训练,促进运动功能恢复,提高日常生活活动能力。

3. **后期康复护理** 骨折后期康复是指骨折已临床愈合或已经去除外固定后的康复,一般在骨折后 8～12 周。康复训练的目的是恢复受累关节的活动度,增强肌肉力量,减轻瘢痕挛缩和粘连,恢复肢体功能及日常生活活动能力。①受累关节按各运动轴方向进行主动运动,循序渐进,以不引起疼痛为原则,轻柔牵伸挛缩、粘连的组织,每个动作重复多遍,每天训练数次。②恢复肌力:对于骨折肢体肌力在 3 级以上的患者,其肌力练习以抗阻练习为主,按渐进抗阻原则进行等张、等长肌肉收缩练习,有条件的可进行等速肌力训练。在患者肌力练习时注意观察其有无疼痛,若因关节内损伤或其他原因导致的运动到一定幅度时有疼痛,则应相应减少运动幅度。③恢复日常生活活动能力及工作能力:随着关节活动度和肌力的恢复,锻炼时可逐渐增加肢体动作的复杂性和精确性。上肢骨折的患者可进行各种精细动作的练习,下肢骨折的患者可进行正常负重和行走训练。

第三节 社区健康信息管理

社区卫生服务信息系统在基层医疗卫生机构中的应用,对于提升服务质量与效率具有深远意义。不但实现了居民健康信息的电子化管理,方便社区医护人员精准查询,而且通过数据分析,助力社区卫生服务中心等医疗机构合理分配资源,优化服务流程。此外,信息技术的应用也促进了医患之间的沟通,提高了居民的健康管理意识和医疗服务满意度,进一步加强了基层医疗卫生机构的综合服务能力。

居民健康档案是社区卫生机构和乡村卫生院为城乡居民提供社区卫生服务的规范记录,是以居民个人健康为核心、以家庭为单位、以社区为范围,贯穿整个生命过程、涵盖生命全周期中各种健康相关因素的系统化文件记录,体现了每个居民享有均等化公共卫生服务。基层医务人员要以健康档案为载体,为城乡居民提供连续、综合、适宜、经济的公共卫生服务和基本医疗卫生服务。

一、信息技术在社区卫生服务中的应用

(一) 在基层医疗卫生机构中的应用

社区卫生服务信息系统是以居民健康档案信息系统为核心,以电子病历的社区医生工作站系统为枢纽,满足居民健康档案管理、经济管理、监督管理和公共卫生信息服务管理等基本要求。社区卫生服务信息系统包括以下基本功能模块:①居民健康档案信息系统;②基于社区医生工作站的全科医学诊疗系统;③基于通用条形码技术的医卡通系统;④双向转诊平台系统;⑤药品管理系统;⑥社区护士工作站;⑦收费管理系统;⑧短信平台系统;⑨区域健康服务业务交流平台系统等。

近年来,医疗领域数字化建设和智慧医疗建设成为"十四五"时期的重要任务。卫生信息系统的智能化建设,不仅帮助医疗机构实现了医疗服务的流程化、规范化,提高医疗服务水平,还是医疗机构进行科学管理、高效管理的重要手段。当前我国智慧医疗建设及应用模式大致可分为以下三类。

1. 智慧医疗

(1) 面向患者:应用互联网、物联网等信息化手段,为患者提供预约诊疗、候诊提醒、院内导航、检查结果查询、缴费、健康教育等服务,使医疗服务流程更便捷、更高效。

(2) 面向医务人员:基于大数据和人工智能技术,实现智能化诊疗,保障医疗安全。医生通过移动工作站实现查房、查阅影像结果等,提高工作效率。采用物联网传感和无线通信技术,建立智能输液系统、智能床位监测系统、患者体温监护系统。以智能化、动态无线监控代替人工监护,提升护理效率,确保护理安全。护士可利用手机直接完成各类记录,数据自动同步到系统,对于已采集的数据可自动生成评估单,减少多次录入,提高护士的工作效率。

(3) 面向医院:运用大数据技术进行内部管理,助力精细化管理,提高综合管理水平。例如:①医院综合运营管理系统,可实现药品、试剂、耗材等物流全流程追溯;②资产全生命周期管理;③财务业务一体化联动;④收入付款管理;⑤预算管理;⑥成本核算等提高运营管理部门协同效率,支持运营综合分析和管理决策;医疗废弃物管理系统和智能被服管理系统,均为基于物联网技术实现对医疗废物和被服的全过程闭环操作和全过程管理。

2. 智慧医疗集团　在城市医疗集团中,牵头医院通过建立远程平台,为医疗集团内各成员单位提供远程会诊、双向转诊、远程影像、远程教学、医学科普传播、视频会议等远程服务,帮助提高基层医疗服务水平。在远程医疗平台的基础上,开发双向转诊系统,为医联体内成员单位提供预约诊疗、双向转诊、病历查询、检查结果查询等服务,形成上下联动、急慢分治的分级诊疗格局。

3. 智慧医疗服务　体系依托区域信息平台,联通医疗机构电子病历系统和居民电

子健康档案系统,实现一定区域内医疗卫生机构与患者居家产生的医疗健康信息互联共享,使区域内任何医疗机构的接诊医生都能够获取患者的健康档案、既往诊疗记录等信息,以辅助二、三级医疗机构的医生和社区家庭医生开展工作。其中的重要支撑是区域信息平台和移动医疗设备,区域信息平台实现不同医疗卫生机构的信息互联互通;便携式医疗设备和可穿戴设备,能够实时采集患者居家的血糖、血压等数据。可利用这些信息提高患者自我管理水平,并对其生活方式相关的健康危险因素进行提示和对患者进行健康教育,为居民提供全周期、精准化的医疗健康服务。

(二) 在延续性护理中的应用

延续护理是指为确保患者在不同健康照顾场所或不同层次健康照顾机构之间转移时能接受到具有协调性和连续性的健康服务而设计的一系列护理活动。我国传统的延续护理模式,如电话随访、门诊复查等,由于不可视性、不便利性等原因,因而无法满足患者对延续护理的需求。随着数字化、信息化在医疗、护理领域的应用,信息技术也逐渐被应用于延续护理,互联网与延续护理融合,是时代发展所需求的新模式,为护理的发展带来新机遇。"互联网＋"延续护理的应用形式主要包括以下几类。

1. **移动社交平台**　基于移动社交平台的延续护理是目前最常用的"互联网＋"延续护理形式。通过 QQ 群和微信群对患者实施延续护理,从服药管理、术后护理、营养护理等方面,对患者及其家属进行指导,以提高患者的依从性及家属的照顾能力。通过建立专属微信群并定期向患者发送疾病相关知识、功能锻炼及自我护理要点,以及组织开展户外文体活动,以改善患者生活质量。创建微信公众号,内容包含功能锻炼打卡、康复知识推送、健康讲座通知、专家义诊活动及门诊医生出诊安排等,以提升患者功能锻炼的自律性与依从性。

2. **手机 APP**　目前国内在延续性护理方面的手机 APP 的研发多由医院自主研发或与科技公司合作开发,APP 包含的主要内容:①下载注册:护士指导患者及家属下载安装 APP 并完成注册;②健康监测:记录患者的健康数据,建立患者个人健康档案,数据可以由患者自行填写,也可以通过使用智能穿戴设备或智能服务机器人进行监测后自动上传;③定期推送健康管理知识:包括疾病相关知识、日常护理、功能锻炼、口服药管理、并发症观察等,通常采用文字、语音、图片及视频等多种形式进行推送;④健康提醒:每日推送康复训练提醒、服药提醒等相关内容;⑤信息反馈、解答疑问:解答患者的问题,提出诊疗意见,指导患者进行紧急情况的处理;⑥复诊预约:为患者提供医生的出诊安排表,方便患者复诊预约。

3. **互联网＋护理服务**　"互联网＋护理服务"主要是指医疗机构利用在本机构注册的护士,依托互联网等信息技术,以"线上申请、线下服务"模式为主,为出院患者或罹患疾病且行动不便的特殊人群提供的护理服务。面对人口老龄化加剧、医疗资源分布不均衡及不协调的现状,"互联网＋护理服务"作为一种新型护理服务模式应运而生。

(1) 资质要求:根据 2019 年国家卫健委发布的《"互联网＋护理服务"试点工作方案》规定,"互联网＋护理服务"的提供主体应为已具备家庭病床、巡诊等服务方式的实体医疗机构,并取得《医疗机构执业许可证》,依托互联网信息技术平台,提供线上申请、跟踪、评价等"互联网＋护理服务",将护理服务从机构内延伸至社区、家庭。"互联网＋护理服务"对护士的要求是:取得护士执业证书并能够在全国护士电子注册系统中查询;至少具备 5 年以上临床护理工作经验;具备护师及以上职称;无违法行为及不良执业行为记录。

(2) 服务对象及内容:重点对康复期患者、高龄或失能老年人及终末期患者等行动不便的人群,提供康复护理、慢性病管理、健康教育、专项护理、安宁疗护等方面的护理服务。以需求量大、医疗风险低、技术易操作为原则,切实保障医疗质量和安全。

(3) 服务平台及功能:"互联网＋护理服务"平台以互联网为依托,以物联网、大数据、云计算等为技术支撑,通过与传统护理的融合创新,产生一种开放、跨界和交互的全新护理模式。"互联网＋护理服务"平台可实现的功能包括:①采集个体信息:利用 PDA 终端进行监测,收集患者基本信息及体征信息,自动上传生成电子记录单,并更新采集时间。②采集护理信息:根据患者特点,通过移动护理信息系统及时更新、上传对患者的护理信息,提高护理安全;实现对护士工作量、工作时间的统计和分析。③查询及执行医嘱:护理信息系统可方便护士对医嘱进行及时查询、执行及实时记录。④标本采集和收费:护士确认患者身份后根据医嘱进行核对,系统自动记录采集者、采集时间、上传送检、生成费用明细等,方便患者及时缴费。"互联网＋护理服务"平台能够节省护理工作时间,提高护理工作效率,实现数据实时更新,进而提高护理服务整体效率。

(4) 服务开展方式:"互联网＋护理服务"包含线上和线下两种方式。线上进行护理相关咨询答复、健康知识普及、转诊、预约等服务,利用智能穿戴设备、交互式视频监测系统等对社区居民进行持续的健康状况记录,形成个人电子健康档案;线下主要是根据社区居民提交平台的需求信息提供上门服务,如居家护理、健康体检、康复护理、中医护理等。

二、社区健康档案管理

(一) 居民健康档案概述

建立居民健康档案是开展社区基本医疗服务和公共卫生服务的重要内容和环节,是社区医护人员的一项基本工作。居民健康档案在医疗服务、质量管理、教学、科学研究及法律层面上均具有十分重要的意义,主要体现在以下几点。

(1) 掌握居民基本情况和健康现状:系统完善的居民健康档案可以帮助全科医生了解患者及其家庭的现状、掌握并利用社区和家庭资源做出正确的临床判断和决策。

(2) 为评价社区卫生服务质量和水平提供依据:规范化的居民健康档案是评价社区卫生服务质量和医疗技术水平的工具之一,也是收集基层医疗信息的重要渠道。

(3) 为配置卫生资源提供依据:通过健康档案可以详细了解和掌握社区居民的健康状况、主要健康问题,发现影响健康的危险因素,为预防医学及卫生资源配置提供帮助。

（4）为医学教育和科学研究提供信息资料：完整而系统的健康档案可以作为全科医生和社区护士进行科学研究的一个重要资料。

（5）法律依据：健康档案记录的内容和形式是基层全科医疗服务领域重要的医疗法律文书。

（二）居民健康档案建档原则

以政策为引导，以居民自愿为原则，突出重点、循序渐进。优先为0～6岁儿童、孕产妇、65岁以上老年人、慢性病患者、严重精神障碍患者和肺结核患者等建立健康档案。建档时应充分利用资源，整合信息共享，以基层医疗卫生机构为基础，利用辖区相关资源、共建共享居民健康档案信息，逐步实现电子信息化。

（三）居民健康档案建档方法

建档对象是辖区内常住居民（居住半年以上的户籍及非户籍居民），以0～6岁儿童、孕产妇、65岁以上老年人、慢性病患者、严重精神障碍患者和肺结核患者等作为重点人群，建档方法如下。

（1）辖区居民到乡镇卫生院、村卫生室、社区卫生服务中心（站）接受服务时，由医务人员负责为其建立居民健康档案，并发放居民健康档案信息卡；在已建立电子健康档案信息系统的地区，应逐步为服务对象制作并发放居民健康卡、替代居民健康档案信息卡，作为电子健康档案进行身份识别和调阅更新的凭证。

（2）通过入户服务（调查）、疾病筛查、健康体检等多种方式，由乡镇卫生院、村卫生室、社区卫生服务中心（站）组织医务人员为居民建立健康档案，并根据其主要健康问题和服务提供情况填写相应记录。

（3）在已建立居民电子健康档案信息系统的地区，应由乡镇卫生院、村卫生室、社区卫生服务中心（站）通过上述方式为个人建立居民健康档案，且按照标准规范上传区域人口健康卫生信息平台，实现电子健康档案数据的规范上报。

（四）健康档案的类型及内容

在我国健康档案分成三个部分，即居民健康档案、家庭健康档案、社区健康档案。

1. 居民健康档案　包括个人基本信息、健康体检、重点人群健康管理记录和其他医疗卫生服务记录。

（1）居民健康档案封面。

（2）个人基本信息表。

（3）健康体检表。

（4）重点人群健康管理记录表（卡）。

📖 拓展阅读2-2　居民健康档案记录表

2. 家庭健康档案　以家庭为单位，包括家庭基本资料、家系图、家庭生活周期、家庭主要问题目录、问题描述等。目前《国家基本公共卫生服务规范（第三版）》中尚未制定统一的家庭健康档案规范。

3. 社区健康档案　以社区为基础的卫生保健服务的必备工具,主要包括居民基本资料、卫生服务资源、卫生服务状况、居民健康状况等几部分。可以通过居民卫生调查、现场调查和现有资料收集等方法记录社区主要环境特征。

(五) 建档流程

参照《国家基本公共服务标准(2021 年版)》中建档流程图的"公共卫生服务—建立居民健康档案"制作(图 2 - 7)。居民在利用社区卫生服务常规门诊时,由全科医生或

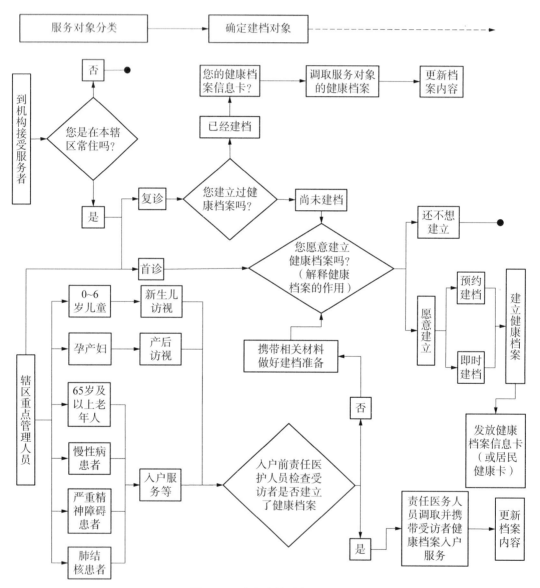

图 2 - 7　确定建档对象流程图

注:参考《国家基本公共服务标准(2021 年版)》制作。

社区护士遵循自愿与引导相结合的原则建立健康档案,并在今后的医疗过程中不断使用、更新健康档案。

三、居民健康档案的管理与应用

(一) 健康档案的管理

(1) 建好的纸质化健康档案装入档案袋,由各基层服务单位做好统一保存,电子健康档案的数据存放在电子健康档案数据中心。

(2) 已建档居民到乡镇卫生院、村卫生室、社区卫生服务中心(站)复诊时,应持居民健康档案信息卡(或医疗保健卡),在调取健康档案后,由接诊医生根据复诊情况,及时更新、补充相应记录内容,实施健康档案动态管理。

(3) 入户开展医疗卫生服务时,应先查阅服务对象的健康档案,并携带相应的表单,在服务过程中将记录补充完整。已建立电子健康档案信息系统的机构应同时更新电子健康档案。

(4) 所有的服务记录由全科医生、社区护士或档案管理人员统一汇总,每次使用后及时归档放回原位,便于今后查找资料和动态完善健康档案内容。

(5) 居民健康档案管理流程图如图 2-8 所示。

(二) 健康档案的应用

在开展社区护理工作中,社区护士通过正确运用居民健康档案,可以为居民提供有效、便捷、及时的护理服务,体现社区护理工作在基层卫生服务中的价值。

1. 对个人健康档案的应用　社区居民首次到社区卫生服务中心(站)、乡镇卫生院、村卫生室就诊时,社区护士可以负责收集就诊居民的一般资料、健康状况、健康问题等信息,为居民建立个人及家庭健康档案。社区居民接受护理照顾或疾病监测等信息发生动态变化时,社区护士应及时录入健康档案,使个人健康信息动态、完整,为全科医师的诊疗提供依据。

2. 对家庭健康档案的应用　社区护士通过对家庭健康档案的信息进行查询,对家庭的健康状态及影响健康的因素做出整体的评估,制订出护理管理计划或护理干预措施;也可以通过了解居民家庭成员的特点,动员家庭成员,利用好内、外资源,改善家庭功能。对慢性病患者在情感、经济、平衡膳食、合理运动等方面给予支持,最大程度减轻慢性病患者的精神压力,解决健康问题,促进康复。

3. 对社区健康档案的应用　通过社区健康评估,为制订社区健康教育计划和社区护理计划提供参考依据。社区护士可以了解特殊人群(如慢性病高危人群、空巢老人、低保人群等)的特点、生活方式、心理及生理等方面的问题,提供连续性的社区照护。完整、详尽、客观的健康档案作为居民的健康资料,可以为流行病学和护理研究提供宝贵的参考资料。

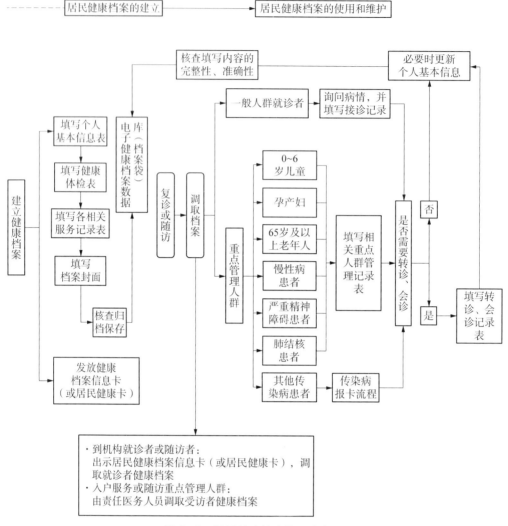

图 2-8 居民健康档案管理流程图

注：参考《国家基本公共服务标准（2021年版）》制作。

🎬 云视频 2-1 居民健康档案

第四节 社区护理科普基本技能

一、科普与医学科普概述

科学普及简称科普，又称大众科学或者普及科学，是指利用各种传媒以浅显的、通俗易懂的方式，让公众接受自然科学和社会科学知识、推广科学技术的应用、倡导科学方法、传播科学思想、弘扬科学精神的活动。科普是一种社会教育。

1. 医学科普与科普的关系 随着医学科学技术和医药卫生事业的发展,出现了以普及医、药卫生知识为目的的新学科——医学科普学。医学科普创作就是把人类已掌握的医学技术知识,通过医学科普作家创造性的劳动,变成科普作品,利用各种有效的方法和途径,广泛地传授到社会的各个方面、各个阶层,为人们所了解、所应用,以增强人类健康,提高劳动能力,推动人类健康水平的提高。"科普学术化"理论将医学科普实践上升到医学传播学的学科高度。

2. 医学科普与健康教育的关系 健康教育是一种有计划、有目的、有评价的教育活动,是人类传播活动的一种特殊形式。医学科普是健康教育的重要组成部分。两者的区别在于健康教育的受众应有知、信、行的改变,而医学科普通常是指将基础医学、临床医学、预防医学等医学科学知识推而广之,普及给人民群众,以期提高人们的医药卫生知识水平,但实践证明预期效果并不太理想。因此,医学科普只有与健康教育有机地结合起来,才会具有改善群众健康的社会意义。医学科普传播是医学科普的形式,也是医学传播的一个组成部分。

3. 医学科普的意义 健康中国建设提出"针对生活行为方式、生产生活环境以及医疗卫生服务等健康影响因素,坚持政府主导与调动社会、个人的积极性相结合,推动人人参与、人人尽力、人人享有,落实预防为主,推行健康生活方式,减少疾病发生,强化早诊断、早治疗、早康复,实现全民健康。"作为医务工作者,有责任和义务学习医学科普理论,自觉参与医学科普实践,投入到健康中国的建设中去。

二、科普传播的基本要素、原则及渠道

"传播"一词译自英语"communication",包含"交流、播散"等意思。传播是指在一定社会结构与社会关系中,人借助一定媒介,通过象征符号完成的以信息传递与交流为特性的互动行为。

(一)传播的基本要素

传播是一个有结构的连续过程,这一过程由各个相互作用、相互联系的构成要素组成。为了研究传播现象,学者采用简化而具体的图解模式对复杂的传播现象进行描述,以解释和揭示传播的本质,从而形成了不同的传播过程模式。

1948年美国著名的政治学家、社会学家哈罗德·拉斯韦尔(H. D. Lasswell)在一篇题为《社会传播的结构与功能》的论文中提出了一个被誉为传播学经典的传播过程模式,即拉斯韦尔五因素传播模式。这是一种描述传播行为的简便方法,就是回答下列5个问题:①谁(who)?②说什么(says what)?③通过什么渠道(in which channel)?④对谁(to whom)?⑤取得什么效果(with what effect)?

根据拉斯韦尔五因素传播模式,一个基本的传播活动主要由以下五个要素构成:

1. 传播者 又称传者,是传播行为的发起者,即在传播过程中是信息的主动发出者。在信息传播过程中,传播者可以是个人,也可以是媒体、组织或传播机构。生活中我们每个人都在扮演着传播者的角色。

2. 信息　信息是用一定的符号表达出对人或事物的态度、观点、判断及情感。这里的信息是指传播者所传递的内容，泛指人类社会传播的一切内容。

3. 传播媒体　又可称为传播渠道，即信息传递的方式和渠道，是信息的载体。通俗来讲，传播媒体就是传送信息的"快递员"，它是连接传播者和受传者的纽带。在人类社会传播活动中，传播媒体是多种多样的，不同的传播媒体对传播的效果有直接影响。常用的传播媒体可以分为以下几类：①口头传播：如报告、座谈、演讲、咨询等；②文字传播：如传单、报纸、杂志、书籍等；③形象化传播：如照片、图画、模型、实物等；④电子媒体传播：如电影、电视、广播、互联网等。

4. 受传者　又可称为受众，是信息的接受者和反应者，亦是传播者的作用对象。受传者可以是个人、群体或组织。不同的受传者对同样的信息会有不同的理解，究其原因：一是信息本身的意义会随时代的发展而有变化，二是受传者有着不同的社会背景。

5. 传播效果　指传播活动对受传者所产生的影响和作用，即受传者在接受信息后，在知识、情感、态度、行为等方面发生的变化，也体现了传播活动在多大程度上达到了传播者的意图或者目的。

(二) 传播的基本原则

随着科技的发展，大众传播是当今社会最为发达、发展最为迅速的事业。医学传播包含了患者、易感者和健康人群。做医学传播时，应在传播内容、传播媒体的选择方面遵循以下原则：

1. 坚持服务人民　以保护人民生命安全、增进人民身体健康为出发点，以公众健康需求为导向。增加权威健康科普知识供给，扩大健康科普知识的传播覆盖面，为人民群众准确查询和获取健康科普知识提供便利，提升公众的健康意识与素养。

2. 坚持科学准确　①提升信息质量：确保医学传播内容的科学性、严谨性和权威性，避免虚假、伪科学信息的传播。②专家审核：引入专家审核机制，确保传播内容的专业性和准确性。同时也应让观众知晓内容来源和循证依据。③净化环境：遏制虚假健康信息的传播，净化健康科普知识传播环境。

3. 坚持公益普惠　根据受众的年龄、知识水平与接受能力，制订符合其特点、文化水平和阅读习惯的医学传播内容。

4. 精准健康传播　根据不同人群的不同生理与心理阶段、不同地域的流行病学疾病谱分布、不同时期的季节变化，针对公共卫生事件等，因人制宜、因地制宜、因时制宜、因事制宜地制订具有针对性和实效性的精准健康传播内容。

5. 创新传播方式　①多样化形式：采用文字、图像、声音、视频等多种形式进行医学传播，如讲座、文章、漫画、视频、音频等。②新媒体应用：充分利用微博、微信、抖音等新媒体平台，以及全景影像、三维影像、虚拟现实、增强现实等技术手段，提升医学传播的互动性和体验性。③个性化服务：通过大数据收集受众的饮食习惯、健康状况、医疗信息等信息，为受众提供个性化的医学传播服务。

6. 坚持传承与创新　①传承中医药文化：在医学传播中，特别是中医药领域，要坚持传承精华、守正创新的原则,弘扬中医药文化特色优势,推广科学、正确的中医药文化观。②创新传播内容:在传承的基础上,结合现代科技和社会需求,不断创新医学传播内容,使其更加符合时代发展和人民需求。

7. 统筹协调与多方参与　①政府主导:在医学传播中,政府应发挥主导作用,制定相关政策和规划,引导医学传播的发展方向。②部门联动:各相关部门应加强协作,形成合力,共同推动医学传播的深入开展。③社会参与:鼓励和引导社会力量广泛参与医学传播工作,形成政府主导、部门联动、社会参与、多元投入的医学传播工作格局。

(三) 传播的基本渠道

人类的传播活动形式多样,可从多角度进行分类。按照传播符号进行分类,可分为语言传播和非语言传播。按照传播媒体进行分类,可分为口头传播、文字传播和电子媒体传播等。按照传播模式和传受双方关系,可将人类传播活动分为 5 种类型。

1. 自我传播　是指个人接受外界信息后进行信息处理的活动。例如:独立思考、批评与自我批评、自省、反思等。自我传播是人最基本的传播活动,是一切社会传播活动的前提和生物性基础。

2. 人际传播　是指个人与个人之间的信息交流。这是社会生活中最常见、最直观的传播现象。两人之间的面对面谈话、网上聊天、打电话等都是人际传播。人际传播是人际关系得以建立的基础,也是人与人之间社会关系的直接体现。

3. 群体传播　又称小组传播。每个人都生活在一定的群体中,群体是将个人与社会相连接的纽带和桥梁。群体传播是指一小群人面对面或以互联网为基础的参与交流互动的过程,他们有着共同的目标和观念,并通过信息交流达成他们的目标。群体传播有两种形式,固定式群体传播和临时性群体传播。

4. 组织传播　又称团体传播。是以组织为主体的信息传播活动,指组织之间或组织成员之间的信息交流行为,包括组织内传播和组织外传播。在现代社会中,组织传播已发展成为一个独立的研究领域,即公共关系。

5. 大众传播　是指职业性传播机构通过报刊、广播、电视等大众传播媒体向范围广泛、为数众多的社会大众传播社会信息的过程。20 世纪以来,随着科技的发展,大众传播已成为普遍的社会现象。在信息社会中,社会的核心资源是信息,大众传播可以向人们迅速、大量地提供信息,倡导健康的生活观念,促使人们形成健康的行为和生活方式。因此,大众传播推动了社会环境和文化环境的变化。

(四) 社会传播活动进展

大众传播是现代社会中最重要的信息系统。随着信息技术的不断发展,新的传播媒介也应运而生。

1. 新媒体　这个概念是 1967 年由美国哥伦比亚广播电视网技术研究所所长 P. 高尔德马克(P. Goldmark)率先提出的。顾名思义是指新的媒体传播方式(这里主要指以手机或电脑为载体,向用户传播新的资讯、信息、视频等内容)。新媒体时代是指报刊、广播、电视等传统媒体以后发展起来的新的媒体形态,是利用数字技术、网络技术、移动技术,通过互联网、无线通信网、卫星等渠道以及电脑、手机、数字电视机等终端,向用户提供信息和娱乐服务的传播形态和媒体形态。新媒体应该称为数字化媒体。

2. 自媒体 是指普通大众通过网络等途径,向外发布他们本身的事实和新闻的传播方式。是私人化、平民化、普泛化、自主化的传播者,以现代化、电子化的手段,向不特定的大多数或者特定的单个人传递规范性及非规范性信息的新媒体的总称。自媒体与传统媒体的区别在于信息传播渠道、受众、反馈渠道等方面,"自"是区别于第三方的自己。因此,自媒体不单单是指个人创作,群体创作、企业微博(微信等)都可以算是自媒体。

三、社区医学传播材料的制作程序与使用技巧

医学传播是护理科普的重要形式。医学传播材料是指配合健康教育与健康促进活动使用的印刷材料与声像材料。在制订医学传播计划时,首先应考虑从现有的传播材料中选择可利用的传播材料,以便节约时间和资源。然而,当现有的信息或材料不充足时,则需要制作新的传播材料,以满足传播活动和受众的需要。

作为健康教育与健康促进的重要干预策略,有效的健康教育传播活动必须致力于倡导健康的生活方式,改变目标人群不良的行为和习惯。这就要求健康教育工作者强化以受众为中心的思想,在医学传播项目中加强受众研究,制订适宜的传播策略,研制适用的传播材料。

(一) 医学传播材料的制作程序

本着"以受众为中心"的指导思想,医学传播材料的制作应遵循如下程序。

1. 分析需求和确定信息 通过查阅文献、受众调查等方法对有关政策、组织机构能力、媒介资源、受众特征及其需求进行调查分析,为制作医学传播材料掌握第一手资料,初步确定医学传播材料的信息。

2. 制订计划 在需求分析的基础上,根据信息内容和其他条件制订医学传播材料的制作计划。计划应包括确定目标人群、材料的种类、使用范围、发放渠道、作用方法、预试验与评价方法、经费预算等。

3. 形成初稿 初稿的设计过程就是信息的研究与形成过程。要根据确定的信息内容和制作计划,设计出材料初稿,形成核心信息。根据目标人群的文化程度和接受能力决定信息的复杂程度和信息量的大小。

4. 预试验 传播材料预试验是指在材料最终定稿和投入生产之前,在目标人群的典型代表中进行试验性使用,系统收集目标人群对该信息的反应,并根据反馈意见对材料进行修改。

5. 生产发放与使用 预试验结束后,将材料终稿交付有关负责人员审阅批准,按照计划安排制作和生产。确定和落实材料的发放渠道,以保证将足够的材料发放到目标人群手中。同时对材料的使用人员(健康教育人员)进行培训,使他们懂得如何有效地使用这些材料。

6. 监测与评价　在材料使用过程中，认真监测材料的发放和使用情况，在实际条件下对材料的制作质量、发放与使用情况、传播效果做出评价，以便总结经验，发现不足，用以指导新的传播材料的制作计划。如此循环往复，形成医学传播材料制作不断循环发展的过程。

（二）医学传播材料的使用技巧

在科普活动中适当地使用健康教育材料，可以起到如下作用：①吸引受众的注意；②促进受众对卫生保健知识的理解和记忆；③有助于解释抽象的敏感性问题，如女性生殖器官的解剖部位；④有助于受众学习和掌握操作技能，如成年妇女如何进行乳腺癌自检；⑤有助于传播者在不同场合下向不同教育对象提供准确、完整的标准化信息，从而保证医学传播的效果。

根据使用对象不同，医学传播材料的使用技巧可分为以下几类。

1. 使用面向个体的材料　一般来说，对于发放给个人或家庭使用的健康教育材料（如健康教育处方、图片、折页、小册子等），应当对材料的使用方法给予具体指导。主要技巧有：①向受众强调学习和使用材料的重要性，引起对方的注意；②提示材料中的重点内容，引导教育对象加强学习和记忆；③讲解具体的使用或操作方法，使受众能够遵照有关步骤进行具体操作；④在患者复诊或再次对患者进行家访时，了解材料的保管和使用情况，必要时再次予以辅导。

2. 使用面向群体的材料　在组织健康教育培训、专题讲座或小组讨论时，常常需要用挂图、幻灯片、模型等辅助性材料。在使用这些面向群体的健康教育材料时，主要技巧是：①距离适中，对于向受众显示的文字、图画，要让他们看得见、看得清；②面向受众，身体站在一侧，避免挡住部分与会者的视线；③重点讲解材料中的主要内容，边讲边指示；④有计划地提出问题或让大家提出问题，对不清楚的地方做出解释；⑤活动结束时，总结要点，以加深印象。

3. 使用面向大众的材料　在公共场所或单位张贴的宣传画、卫生报刊、布置的宣传栏等属于此类。使用时应注意：①地点便利，选择目标人群经常通过且易于驻足的地方；②位置适宜，挂贴的高度应以成人阅览时不必过于仰头为宜；③定期更换，一种材料不宜留置过久，应适时更换，让读者保持新鲜感；④注意维护和管理，发现有损坏时应及时修补或更换。

📖 拓展阅读2-3　微视频在医学传播中的应用

数字课程学习

📱 ○教学PPT　○导入案例解析　○复习与自测　○更多内容

第二篇　社区公共卫生服务

第三章 全生命周期重点人群健康护理

章前引言

全生命周期健康护理关注从孕育到老年的健康需求,重点关注妇女特殊生理阶段、青少年生长发育期、失能失智老年人、社区精神障碍及残疾人群。社区护士需要运用专业知识,提供个性化健康指导与心理疏导,掌握预防接种技能,应对疑似异常反应;结合青少年的生长发育特点,进行疾病保健指导;通过日常生活能力量表,评估失能老年人的身心状况,提供居家安全指导;运用认知量表判断失智症分期,指导患者家属护理与康复方法,提高患者的生活质量。同时,社区护士需要了解社区重性精神障碍管理方法,实施正确干预,降低其对社会的危害;知晓社区残疾人员康复护理评定方法,并为其提供相应的护理措施。

学习目标

1. 明确整个生命周期的重点人群。

2. 学会识别社区妇女各阶段(备孕期、妊娠期、产褥期、围绝经期)的常见健康问题,做到及时评估与健康指导。

3. 掌握预防接种的实施方案、禁忌证及疑似预防接种异常反应,培养执行者的应急处理能力。

4. 掌握学龄期和青春期的生长发育特点,学会对社区青少年常见的疾病问题进行保健指导。

5. 初步学会运用日常生活能力量表评估失能老年人的身心情况,包括吞咽功能障碍、肢体活动受限、沟通障碍等能力缺陷,对失能老年人及其照护者进行居家安全指导。

6. 学会运用认知量表来判断失智老年人阿尔茨海默病的分期,对其家属进行相关的护理与康复指导,提高患者的生活质量。

7. 掌握社区重性精神障碍的社区管理方法、康复护理措施,做到正确干预,降低其社会危害。

8. 知晓社区残疾人员康复护理评定方法及各期对应的康复护理措施。

思维导图

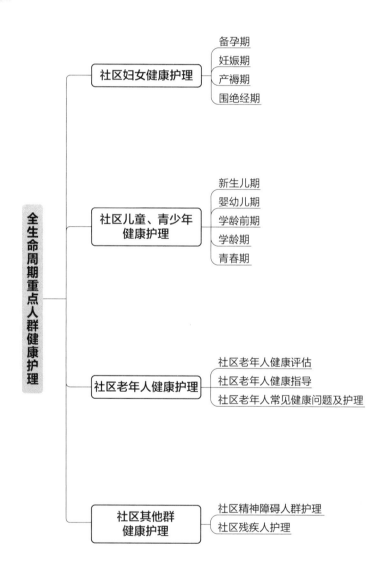

案例导入

　　叶阿姨,女,76岁,育有1子1女,既往有糖尿病、高血压、心律失常、阵发性房颤、坠积性肺炎病史,无吸烟饮酒史及药物过敏史。患者三年前于家中无明显诱因下突然出现双下肢乏力,伴有言语含糊,结合影像学,被诊断为双侧脑梗死。患者两个月前因反复出现饮食时呛咳、咳嗽、咳痰,入院予以对症处理,置鼻饲管,目前鼻饲饮食。患者于昨日下午在家中发生坠床,皮肤表面未见破损,肢体无异常活动,未入院检查治疗。

　　问题:

　　1. 如何评估叶阿姨的失能程度,判断依据是什么?

　　2. 根据叶阿姨的失能程度,应给予哪些日常生活照护?

　　3. 如何预防失能老年人坠床,坠床后的应急处理措施是什么?

第一节　社区妇女健康护理

　　社区妇女健康护理工作的背景,在于社区妇女面临着多重健康挑战,包括生理、心理及社会生活方面的压力。面向社区开展以维护生殖健康为核心的贯穿妇女备孕期、妊娠期、产褥期及围绝经期的健康护理,可降低妇女患病率、孕产妇及婴幼儿死亡率,从而维护和促进妇女健康,提高人口素质。随着生活节奏的加快,妇科疾病、心理健康问题日益突出,且许多妇女缺乏必要的健康知识和自我保健意识。在此背景下,为社区妇女提供健康护理显得尤为重要。其意义不仅在于提供及时的医疗检查和服务,降低患妇科疾病的风险,还在于通过健康教育提升妇女的健康素养和自我保健能力。这项工作有助于早期发现健康问题,减少医疗支出,提高生活质量。同时,它也体现了社会对妇女的关爱与支持,增强妇女的安全感和归属感,对社区的和谐稳定起着不可或缺的作用。通过社区妇女健康护理工作,我们共同为妇女乃至整个社区筑起一道健康防线。

一、备孕期

　　备孕是指育龄妇女有计划地怀孕并对优孕进行必要的前期准备,是优孕和优生优育的重要前提。备孕期一般为受孕前6个月到受孕为止的这段时期,是为生命质量奠定基础的阶段,为保证成功妊娠、提高生育质量,预防不良妊娠结局,夫妇双方都应做好孕前准备。通过为备孕期妇女提供健康评估、孕前检查及备孕指导等社区护理,指导备孕夫妇在最佳的身体、心理和环境状态下有计划地怀孕,以降低新生儿的出生缺陷风险。

（一）健康评估

1. 询问

（1）备孕期妇女基本情况，夫妇双方职业暴露史、家族史、遗传病史等。

（2）备孕期妇女有无贫血、结核病、心脏病、肾脏疾病、高血压、肝脏疾病、糖尿病、膀胱炎、肾盂肾炎、甲状腺疾病、子宫肌瘤、卵巢肿瘤等疾病，指导其在计划妊娠前到相应科室完善相关检查及评估脏器功能，如患有相关疾病，应及时治疗，待病情稳定或治愈后再行妊娠，以保证妊娠的顺利进行。

2. 健康检查

（1）夫妇双方在计划怀孕前都应进行健康体检，及时发现可能存在的疾病。健康体检包括全身一般检查、男女生殖器的专科检查及实验室检查，如妇科 B 超检查，胸部 X 线检查，血、尿常规检查，肝、肾功能检查，以及阴道滴虫和真菌检查等，必要时做染色体、精液及性病等方面的检查。

（2）特别关注感染性疾病（如牙周病）以及对反映营养状况的指标（如血红蛋白、血浆叶酸、尿碘等）进行检测，目的是避免相关炎症及营养缺乏对受孕情况和妊娠结局的不良影响。

3. 记录与转诊

（1）填写妇女健康评估表，记录健康指导意见；积极治疗相关疾病，避免带病怀孕。

（2）如既往有遗传性疾病、传染病和性病等疾病，应及时转至上级医疗卫生机构做进一步检查、诊断和治疗。

（二）备孕指导

1. 孕育的基本知识

（1）介绍生殖生理知识，讲解受孕原理，了解受精、着床及胚胎成长的过程。

（2）教会备孕期妇女推算排卵期的方法，自我掌握排卵的规律。

（3）向备孕期妇女讲解闭经常常是怀孕最早的信号，需要通过尿妊娠试验或妇科门诊检查及早确诊。

2. 选择适宜受孕时机

（1）最佳生育年龄：女性年龄为 25～29 周岁，其配偶年龄为 25～35 周岁，应避免 18 岁以前及 35 岁以后的过早或过晚生育。

（2）新婚夫妇适宜在婚后 3～6 个月受孕，选择夫妇双方工作或学习轻松，且生理、心理都处于最佳状态的时期。

（3）受孕的最佳季节：以夏末秋初的 7～9 月份为宜。此时蔬菜、瓜果品种繁多，有利于孕妇摄取足够的营养物质；第 2 年 4～6 月份分娩正值春天，气候舒爽，有利于新生儿适应母体外的环境。

3. 生活方式指导

（1）保持健康生活方式和充足的睡眠，讲卫生，规律作息，适当运动，调整孕前体重至适宜水平,使体重指数(body mass index,BMI)达到 $18.5\sim23.9\,kg/m^2$,为孕育胎儿保持最佳的状态。

(2) 孕前 6 个月远离不良工作和生活环境,避免感染及接触生活和职业环境中的有毒有害物质,如放射线、化学物质、农药等;远离宠物,预防弓形虫病。

(3) 调整避孕方法,对服用避孕药物或放置宫内节育器的避孕者,应停药或取器,改用工具避孕半年后再受孕。

(4) 重视口腔卫生,治疗口腔疾病,尤其是牙周疾病,防止早产。

4. 膳食指导

(1) 保持膳食均衡,常吃含铁丰富的食物(如动物血、肝脏),增加身体铁储备。一日三餐应进食瘦畜肉 $50\sim100\,g$,每周进食 1 次动物血或畜禽肝、肾,同时摄入含维生素 C 较多的蔬菜和水果,以提高膳食铁的吸收和利用率;选用碘盐,每周摄入 1 次含碘丰富的食物,如海带、紫菜等,避免碘缺乏对胎儿的严重危害;孕前 3 个月开始每天补充叶酸 $0.4\,mg$。

(2) 低体重者(BMI $<18.5\,kg/m^2$)可通过增加食物量和规律运动来增加体重,如每天增加牛奶 $200\,ml$ 或粮谷/畜肉类 $50\,g$ 或蛋类/鱼类 $75\,g$;肥胖者(BMI $\geqslant28.0\,kg/m^2$)应改变不良饮食习惯,减慢进食速度,避免过量进食,减少对高能量、高脂肪、高糖食物的摄入,同时增加运动量,推荐每天 $30\sim90\,min$ 中等强度的运动。

(3) 禁烟、酒,在准备怀孕前 6 个月,夫妇双方均应停止吸烟、饮酒,并远离吸烟环境。

5. 心理指导

(1) 注意平衡好工作和生活,保持一颗平常心,采取"无所求"的态度,顺其自然,往往能达到助孕效果。

(2) 学习孕产知识,缓解内心的焦虑。适度调整心情,学会管理情绪,如找人聊天倾诉、听音乐、看书、去户外散步等,保持乐观的心态。

二、妊娠期

妊娠(pregnancy)是指胎儿在母体内发育成长的过程,从卵子受精开始至胎儿自母体娩出为止,妊娠期共 40 周,通常被分为孕早期(从妊娠开始到妊娠 12 周末)、孕中期(从妊娠第 13 周至 27 周末)和孕晚期(妊娠第 28 周至分娩)3 个时期。应关注孕期的生理与心理变化、营养状况,以及对各阶段的常见健康问题进行早期指导和有效处理,保障母婴安全。

(一) 早孕建册

1. 建册　孕妇在孕 12 周前到居住地所在的乡镇卫生院、社区卫生服务中心建立《母子健康手册》,进行第 1 次产前检查,并纳入孕产妇健康管理系统。

2. 对首次建册的孕产妇进行妊娠风险筛查

(1) 询问孕妇基本情况、现病史、既往史、生育史、手术史、药物过敏史、夫妇双方家族史和遗传病史等,观察孕妇的体态、营养状况、心理及精神状态等,并确定孕周。

（2）体格检查包括测量身高、体重、血压,进行常规体检及妇科检查等。

（3）其他检查项目:血常规、血型、尿常规、血糖测定、心电图检查,以及肝、肾功能检查;艾滋病、梅毒和乙肝筛查等。

3. 记录与转诊

（1）填写《母子健康手册》及第 1 次产前检查服务记录表。

（2）对于筛查未见异常的孕妇,应当在其《母子健康手册》上标注绿色标识,按照要求进行管理。

（3）对于筛查结果为阳性的孕妇,应当在其《母子健康手册》上标注筛查阳性,填写《妊娠风险筛查阳性孕产妇转诊单》,并告知筛查结果为阳性的孕妇在 2 周内至上级医疗机构接受妊娠风险评估,孕妇所在的乡镇卫生院或社区卫生服务中心应当按照国家基本公共卫生服务规范要求,落实后续随访。

（二）孕期随访及健康评估

1. 随访服务　孕妇于孕 16～20 周、孕 21～24 周、孕 28～36 周、孕 37～40 周各接受 1 次产前随访服务,评估孕妇健康状况和胎儿的生长发育情况,识别需要做产前诊断和需要转诊的高危重点孕妇,并进行健康指导,帮助孕妇提高自我保健能力和识别异常症状的能力。

2. 健康状况评估

（1）询问孕妇的生理情况,有无异常感觉,了解胎动出现的时间;观察孕妇的体态、营养状况、心理状态、精神状态,以及腹部大小、形状等。

（2）产科检查:测体重、血压、宫高,听胎心音。

（3）实验室检查:尿蛋白。

3. 记录与转诊

（1）填写第 2～5 次产前随访服务记录表,对高危孕妇应根据就诊医疗卫生机构的建议指导其酌情增加随访次数。

（2）对发现有异常的孕妇,要及时转至上级医疗卫生机构;对出现危急征象的孕妇,要立即转至上级医疗卫生机构,并在 2 周内随访转诊结果。

（三）健康指导

1. 生活方式指导

（1）注意口腔卫生,饭后及睡前应用软毛牙刷刷牙,防止细菌滋生。勤洗澡、勤洗外阴,勤换衣服,衣着宽大舒适。用清水清洁乳房,不宜使用肥皂等刺激性较强的清洁用品清洗乳房。

（2）保持健康的生活方式,健康孕妇每天应进行不少于 30 min 的中等强度的身体活动,以维持孕期适宜的体重。可根据自身的情况选择适当的运动项目,如游泳、乒乓、投篮、骑自行车等,户外散步最佳。

（3）指导孕妇每天坚持做操，松弛腰部和骨盆关节，促进顺利自然分娩；注意劳逸结合，保证充足的睡眠。孕中期取左侧卧位有利于改善子宫胎盘的血流。

（4）指导孕妇少去人群密集的公共场所，重视预防感染，特别要强调避免致畸因素和疾病对胚胎的不良影响，同时告知和督促孕妇进行产前筛查和产前诊断。

2. 膳食指导

（1）孕早期胎儿生长相对缓慢，应维持孕前膳食搭配。如早孕反应严重，可少食多餐，选择清淡的膳食，保证每天摄取至少130 g的碳水化合物，首选易消化的粮谷类食物。

（2）从孕中期开始，胎儿生长速度加快，应在孕前膳食的基础上，每天增加奶200 g，使每天奶的总摄入量达到500 g；同时，每天增加动物性食物，如鱼、禽、蛋、瘦肉共计50 g，孕晚期需每天再增加75 g左右；每周食用2～3次深海鱼类，对胎儿大脑和视网膜的发育起着重要作用。

（3）整个孕期应每天口服叶酸补充剂0.4 mg，常吃含铁丰富的食物，每天摄入绿色蔬菜。孕中晚期每天增加20～50 g红肉，每周进食1～2次动物内脏或动物血。坚持选用加碘盐，常吃含碘丰富的海产食物，如海带、紫菜等。

（4）孕妇应禁烟、酒，避免被动吸烟和不良空气环境。不可滥用药物、保健品和补药，必要时在医生的指导下用药，以免影响胎儿的生长发育。

3. 自我监护方法

（1）督促孕妇在孕中期和孕晚期前往有助产技术服务资质的医疗卫生机构进行相关随访和产前检查。在孕28～36周时，每2周进行1次产前检查；在孕36周以后，每周进行1次产前检查。宣传告知产前筛查的必要性。

（2）重视对体重和血压的监测与管理。孕早期体重变化不大，可每月测量1次；孕中、晚期应每周测量1次体重。从孕20周开始，每周增加约0.5 kg，血压不应超过140/90 mmHg。

（3）教会孕妇自测胎动，并教会其配偶听胎心音，了解胎儿宫内情况；指导孕妇每日早、中、晚各数胎动1 h，将这3 h的胎动计数相加再乘以4，以此作为12 h的胎动数。若12 h的胎动计数累计小于10次，视为胎儿出现宫内缺氧，应及时到医院就诊。

4. 孕期并发症、合并症防治

（1）重视阴道流血症状，应及时就诊，警惕有异位妊娠、葡萄胎的可能。

（2）告知孕妇及家属妊娠高血压、妊娠晚期出血、胎位不正、早产或过期产等常见并发症的早期症状，使其了解孕晚期的危急征象及对母婴的危害性，以便提高警惕，及早识别，及早就诊。

5. 心理指导

（1）怀孕期间身体的各种变化都可能会影响孕妇的情绪，孕妇应学会自我调节，如通过听音乐、阅读等转移不良情绪，释放心理压力，以积极的心态去面对和适应这些变化，愉悦享受这一过程。

（2）提醒孕妇按时接受产前检查及前往孕妇学校听课，了解自身和胎儿情况及妊娠相关知识,多与家人和朋友沟通,并取得家属的支持。

6. 健康教育

(1)胎教指导:指导孕妇通过音乐、语言、抚摸等,主动给胎儿各种有益的信息刺激,促进胎儿身心健康和智力发育。

(2)母乳喂养教育:母乳喂养对孩子和母亲都是最好的选择,成功的母乳喂养需要做好心理准备。孕妇应尽早了解母乳喂养的益处,增强母乳喂养的意愿,学习母乳喂养的方法,为产后尽早开奶和成功母乳喂养做好各项准备。

(3)分娩准备教育:①向孕妇讲解分娩知识、各产程的保健要点、树立正确对待分娩的态度,克服恐惧、紧张心理;②教会孕妇喂养新生儿的方法;③帮助孕妇及家属了解分娩先兆,鼓励丈夫在家陪伴孕妇,做好分娩前生理、心理、物质准备。

三、产褥期

产褥期(puerperium)是指产妇分娩结束到全身各系统(乳房除外)恢复到非妊娠状态的时段,一般为6～8周。在产褥期,产妇不仅需要适应全身各系统所发生的变化,如生殖系统的复旧、血容量恢复正常、乳汁分泌等;同时还伴随着新生儿的出生,产妇及其家庭需经历心理的适应过程,担负哺育新生儿的责任。通过产后访视对分娩结束后回到家中的产妇进行健康评估、保健指导及新生儿的喂养指导等,以促进产妇顺利康复、母乳喂养成功和新生儿健康成长。

(一)产后访视

产后访视是产褥期社区护理工作的重要内容。所在乡镇卫生院、村卫生室和社区卫生服务中心(站)收到分娩医院转来的产妇分娩信息后,应于产妇出院后1周内到产妇家中进行产后访视,加强母乳喂养和新生儿护理方面的指导,保证母婴健康顺利地度过产褥期。

1. 访视要求

(1)对产褥期妇女的家庭访视一般至少为2次。在产妇出院后3～7天内进行第一次访视,距第一次访视5～7天后进行第二次访视。对于高危产妇或在发现异常情况时,应酌情增加访视次数。

(2)访视前,社区护士应通过电话了解产妇确切的家庭地址及路径,确定访视对象和访视时间。同时,简要了解产妇的一般状况,按需准备访视用物。

2. 访视内容

(1)健康状况评估:①询问产妇病史,了解胎产次、本次分娩过程,了解有无产后出血、妊娠期合并症和并发症、感染等异常情况,以及产后饮食、排便、睡眠等健康情况。观察产妇面色、精神和心理状态及哺乳情况。②测量生命体征,检查乳房、子宫复旧情况、有无压痛、腹部伤口或会阴愈合情况,观察有无渗血、血肿及感染,查看恶露的量、颜色、性状和气味。

(2)健康指导:①围绕产褥期营养、母乳喂养、卫生、活动和锻炼以及避孕等方面进行保健指导,督促产妇在产后42天进行母婴健康检查。对母乳喂养困难、产后便秘、痔疮、会阴或腹部伤口等问题进行对症处理。②发现有产褥感染、产后出血、伤口愈合不良或硬结、乳腺炎、子宫复旧不全、妊娠合并症未恢复、产后抑郁等异常情况的产妇,应及时处理,必要时转至上级医疗卫生机构做进一步检查、诊断和治疗。

（3）记录与转诊:①填写产后访视记录单。②对需要转诊的产妇,填写转诊单,协助转至上级医疗卫生机构。

3. 访视注意事项

（1）原则上先访视健康产妇,再访视有感染或传染病的产妇,避免交叉感染的发生。

（2）进入产妇家,在接触母婴前、后应清洗双手。先检查婴儿,后检查产妇,按先上后下的顺序检查。

（二）产褥期健康指导

1. 生活方式指导

（1）产妇所处的休养环境应安静、清洁,室温保持在 26～28 ℃,根据四季气候和产妇体质定时通风换气,保持空气流通,但要避免风直接吹到产妇身上,以免受凉。

（2）注意口腔卫生,早晚用软毛牙刷刷牙,每次进食后用温水漱口;提倡淋浴洗澡,勿用盆浴;产妇出汗比较多,要注意皮肤的清洁、干燥,勤擦身,勤换衣服和被褥;每天用温开水冲洗会阴部 2～3 次,经常更换卫生巾。

（3）保持乳头清洁,每次哺乳前要洗净双手,用干净毛巾清洁乳头。选用大小合适的乳罩,以托起乳房,改善血液循环,减少乳房坠胀感。

2. 休息和活动

（1）坚持母婴同室,指导产妇学会与婴儿同步休息,每日睡眠时长应在 8 h 以上,以保证充足的睡眠,利于产后体力恢复;经常变换卧床姿势,避免长时间仰卧,以免子宫后倾。

（2）鼓励产妇尽早下床活动,根据身体状况逐步增加活动时间和范围,以促进身体恢复。产后出血过多或有合并症、并发症的产妇可适当延长卧床时间,在此期间可做些床上运动,如深呼吸、四肢伸展、提肛等。

（3）指导产妇进行产后运动,遵循循序渐进的原则。从简单的项目开始,应根据个人耐受程度逐渐增加活动量,避免过于劳累。

3. 膳食指导

（1）协助产妇制订膳食计划,少食多餐、荤素搭配、营养均衡,应保证补充高热量、高蛋白质、丰富的维生素及充足的水分。

（2）重视蛋白质的摄入,尤其是动物性食物,如肉、鱼、虾、蛋等,保证足够的热量摄入,多吃新鲜蔬菜和水果。

（3）产褥期的妇女身体虚弱,同时又要哺育新生儿,可选用红糖、芝麻、鸡蛋、小米粥、鸡汤、鱼汤、肉汤等滋补食品补充营养,促进乳汁分泌。

（4）烹调应以清淡、易消化为原则,多喝汤类食物,如鸡汤、猪蹄汤等,少吃或不吃煎炸、辛辣、腌制食物,不饮咖啡及酒,适当控制甜食。

4. 母乳喂养指导

(1)正确的哺乳姿势:哺乳时产妇可采取坐位或卧位,全身放松,体位要舒适;母婴须紧密相贴,即胸贴胸,腹贴腹,婴儿下巴贴母亲的乳房,头与双肩朝向乳房,婴儿的嘴和吮吸的乳头在相同水平上。

(2)正确的含接姿势:哺乳时产妇应将整个乳房托起,用乳头区触碰婴儿面颊或口唇周围皮肤,引起觅食反射。当婴儿张口时,迅速将乳头和大部分乳晕送入婴儿口中。婴儿将整个乳头和大部分乳晕含入口中,牵拉成一个比原来乳头更长的乳头。当婴儿含接姿势正确时,母亲不会感到乳头痛,婴儿的吮吸轻松愉快,缓慢有力,能听到婴儿的吞咽声。

(3)喂养方法:每次哺乳应让双侧乳房被轮流吮吸,让新生儿吸空一侧乳房后再吮吸另一侧,未吸空的一侧乳房需要及时排空以免乳汁淤积。最初哺乳时间只需 3～5 min,以后逐渐延长至 15～20 min,最多不超过 30 min。如果哺乳时间太长,吮吸空乳,会将空气吸入而引起吐奶。

(4)判断乳汁是否足够的衡量指标:哺乳时能听到婴儿的吞咽声,两次哺乳之间婴儿很满足且安静;母亲有泌乳的感觉,哺乳前乳房饱满,哺乳后乳房较柔软,24 h 内哺乳次数有 6～8 次;婴儿 24 h 内有尿湿 6 次以上;婴儿体重每周增加 125 g,每个月增加 500 g。

5. 计划生育指导

(1)产褥期内禁止性生活,产后 42 天进行检查未发现异常者可恢复性生活;

(2)哺乳期以工具避孕为宜,采用男用避孕套是安全可靠的方法。但要每次坚持使用,否则可能造成避孕失败。宫内节育器宜在顺产后 3 个月或剖宫产半年后放置,放环前,需要经妇科医生检查,方可放置宫内节育器。

(3)哺乳期不宜服用避孕药,因其能抑制乳汁分泌。不哺乳的妇女可根据个人情况选用短效口服药或长效针剂避孕,有肝肾疾病、高血压、心脏病、糖尿病、血栓疾病及月经过少者不宜使用此类避孕方法。

6. 心理指导

(1)讲解产褥期、哺乳期可能出现的心理问题,重点是母亲角色的建立及对产后抑郁症的认识。指导产妇建立良好的亲子关系,多和婴儿接触、说话或唱歌,减轻产妇的心理压力,促进身心康复。

(2)产褥早期家人应倍加关心和呵护产妇,耐心倾听和陪伴,帮助产妇解决哺育新生儿面临的问题,减轻其心理负担。

(3)指导产妇学会自我心理调适的方法,如通过看杂志、听音乐等转移注意力,放松心情。

🔲 拓展阅读 3-1　孕产妇健康管理服务流程及产前、产后访视记录表

(三)常见健康问题护理

1. 乳房肿痛　产后 3～4 天,乳房中的乳汁过度充盈或乳腺管阻塞导致乳汁不能

排出,常会引起乳房膨胀、变硬、疼痛及有热感。

(1) 指导产妇让婴儿早吸吮、多吸吮,减少乳房胀痛发生。

(2) 发生乳房肿痛时,可局部热敷或用按摩器按摩乳房后,继续哺乳或用吸引器吸奶。如有乳房硬结,可用芒硝、金黄散外敷。

2. **乳头皲裂** 婴儿错误的吸吮方式会引起母亲乳头处的皮肤发生皲裂,损伤的皮肤容易引入细菌而引发感染。

(1) 注意纠正婴儿的吸吮姿势,预防乳头皲裂。乳头皲裂程度轻者可继续哺乳,先哺乳无损伤或损伤较轻的一侧乳房,短暂暴露使乳头干燥,可在哺乳后挤出少许乳汁涂在乳头上,从而起到保护作用,有助于皮肤愈合。

(2) 乳头皲裂严重时应暂停哺乳,待伤口愈合后再继续哺乳。可将乳汁挤出或用吸乳器吸出后用小杯或小匙喂养婴儿;局部外涂抗生素软膏,勤换内衣,减少感染机会。

3. **乳腺炎** 乳腺炎多发生于初产妇产后哺乳期的最初 3～4 周,预防重于治疗。常因乳汁淤积,致细菌生长繁殖,继而扩散至乳腺实质;或乳头皲裂时,受到细菌侵入而引起感染。主要表现为患侧乳房体积增大、变硬,局部皮肤发红、发热伴压痛,严重时常伴有高热、寒战等全身性症状,局部红肿、有脓肿形成。

(1) 保持乳头清洁,经常用温水清洗乳头及乳晕;乳头内陷者,在每次清洗乳头时用手轻轻牵拉数次直至正常,以方便婴儿吸吮。

(2) 保持婴儿口腔清洁,婴儿有口腔炎时应及时治疗,婴儿不可含乳头入睡。每次哺乳应吸净乳汁,如婴儿不能吸净时,应指导产妇将剩余乳汁用手挤净或用吸奶器吸净。

(3) 乳头皲裂者应及时治疗。①炎症初期:可湿热敷乳房 3～5 min,并按摩乳房后哺乳。哺乳时先哺患侧乳房,婴儿饥饿时吸吮力相对较强,便于将乳腺管吸通。每次哺乳时注意吸空乳汁,避免乳汁淤积,并保证充分的休息。②炎症期:应停止哺乳。定时用吸奶器吸净乳汁或手法按摩排空乳汁,用宽松的胸罩托起乳房,以减轻疼痛和肿胀;同时,给予局部热敷、药物外敷或理疗,促进局部血液循环和炎症消散,并遵医嘱给予抗生素治疗。③脓肿形成期:及时行脓肿切开引流术。注意保持伤口清洁、干燥及引流通畅,定时更换敷料。

(四) 产后 42 天健康检查

(1) 督促产妇带婴儿于产后 42 天到原分娩医疗卫生机构做产后健康检查及新生儿健康体检。

(2) 询问产妇产后康复情况、母乳喂养情况及有无其他身体不适,观察产妇情绪、状态、面色等情况。

(3) 产后检查包括测量血压和体重,心肺听诊,检查乳房、腹部伤口、会阴伤口、阴道分泌物、盆腔内生殖器官恢复情况,如患有糖尿病、妊娠高血压、贫血者,应复查血糖、尿蛋白、血红蛋白等,必要时使用心理量表进行测定。

（4）对正常康复的产妇应进行心理保健、性保健与避孕、预防生殖道感染、纯母乳喂养 6 个月、产妇和婴幼儿营养等方面的健康指导。

四、围绝经期

围绝经期是指从妇女卵巢功能开始衰退直至绝经后 1 年内的时期。大部分女性绝经前后会经历 4～5 年的绝经过渡期，不同个体的绝经年龄差异较大，一般发生在 45～55 岁。围绝经期是妇女生殖系统衰老过程中的一个重要阶段，由于卵巢功能减退，激素水平变化，可出现不同程度的生理和心理变化，如潮热、出汗、失眠、心悸、乏力、焦虑、抑郁等。对围绝经期妇女进行健康评估、保健指导，科学有效地解决围绝经期带来的健康问题，保证这一时期平稳过渡，是预防老年退行性疾病和提高生命质量的关键和基础，对围绝经期妇女及其家庭、社会都有着十分重要的意义。

（一）健康评估

1. 健康状况评估

（1）询问月经史、婚育史、既往史、家族史、遗传史等；询问月经周期、白带、乳房、饮食、大小便、睡眠、用药等情况；询问有无出现外阴瘙痒、潮热、出汗、心悸、眩晕等不适症状。观察一般情况、心理状态、面色情况。

（2）测量体温、脉搏、呼吸、血压及身高、体重等情况；乳腺临床检查；妇科临床检查；必要时使用心理量表进行测定。

2. 记录与转诊

（1）填写妇女健康评估表，记录健康指导意见。

（2）评估中对于有明显围绝经期临床症状，或有严重情绪障碍，出现阴道异常出血、下腹痛或下腹包块，可疑慢性传染性疾病、性传播疾病等情况的妇女，应及时转至上级医疗卫生机构做进一步的检查、诊断和治疗。

（二）健康指导

1. 生活方式指导

（1）合理安排生活，保证充足睡眠，每天睡眠时长保持在 7～8 h，以消除疲劳，提高免疫力，增强抵抗疾病的能力。

（2）注意个人卫生，保持外阴清洁，勤换内裤，防止尿路感染。

（3）讲解性知识，指导性技巧，维持正常性生活，每月 1～2 次。

（4）坚持体育锻炼，每天运动至少 30 min。

2. 膳食指导

（1）合理调整营养结构和养成良好的饮食习惯，一日三餐要定时，确保食物多样化，摄入充足的营养素，适当控制饮食量，防止肥胖。

（2）选择食物种类时应保证蛋白质、维生素及微量元素的摄入，多食新鲜蔬菜、水果，尤其注意含钙丰富的牛奶、豆制品等的摄入，必要时适量补充钙和维生素 D。

3. 激素替代疗法(hormone replacement therapy，HRT)用药指导

(1)讲解 HRT 对围绝经期妇女健康的有利之处，以及 HRT 的使用原则、适应证和禁忌证。

(2)告知服药对象在医生的指导下科学、合理、规范地使用 HRT。使用 HRT 前应详细询问服药对象的既往病史及生理、心理健康状况。进行全面的体格检查，包括乳房、盆腔检查，以及实验室检查(宫颈刮片、血常规、尿常规、肝功能及血脂检查)等。

(3)指导服药对象在服药期间应严格遵照医嘱定时定量服药，并对用药安全性和有效性进行随访监测，监测内容包括症状的改善情况、体重、血压、乳腺、肝肾功能、血脂、骨密度、妇科检查等。

4. 心理指导

(1)讲解围绝经期可能发生的生理、心理变化，可能诱发的健康问题以及围绝经期相关健康知识，提高妇女的自我健康管理能力。

(2)鼓励妇女保持与社会多接触，多参加朋友、家人聚会，放松心情，在生活中寻找乐趣。做自己喜欢做的事情，保持心理平衡。

(3)指导妇女学会顺应角色的变化，适应环境和生活。以乐观的态度对待身体上出现的暂时性的不适，自感烦躁、抑郁时，学会自我调节和疏导，必要时进行心理咨询，及早排除心理障碍。

5. 自我监测方法

(1)定期测量体重和腰围，并维持正常的体重，以预防肥胖症、心脑血管病、糖尿病等。对于不明原因的消瘦和体重减轻，必须引起重视。

(2)及时记录经期、周期及月经量，如有异常，可作为医生诊治及用药时的参考。

(3)识别围绝经期常见妇科病的早期症状，如出现白带异常、绝经后出血，应及时诊治。

(4)每月进行 1 次乳房自我检查。首先，选择光线充足的房间，面对镜子，脱去上衣，双臂自然垂于体侧，注意观察双侧乳房的形状和大小，皮肤有无皱褶及凹陷，乳头有无回缩，并抬起双臂按同样的方法进行观察。然后，进行乳房触摸检查，用右手检查左乳，从乳头开始触摸至乳房外上缘，按逆时针方向触摸检查；按同样的方法用左手检查右乳。

6. 定期健康检查

(1)常见疾病普查。每年的常规体检内容主要包括体重、血压、胸部 X 射线检查，实验室检查主要为血脂、血糖检查等。

(2)恶性肿瘤的普查。每年 1 次乳腺癌筛查，如乳腺 B 超、乳腺 X 线摄片。未哺乳、有乳腺癌家族史或乳腺小叶增生的女性，应增加检查次数。每年 1 次宫颈癌筛查，如进行宫颈脱落细胞涂片检查。

(三) 常见健康问题护理

1. 骨质疏松症护理　骨质疏松症是一种以骨量低下，骨微结构损坏，导致骨脆性增加，易发生骨折为特征的全身性骨病。围绝经期妇女中约 25% 的妇女患有骨质疏松

症,主要发病原因是雌激素水平迅速下降,表现为关节酸痛、腰背痛、体格变小。预防比治疗更重要。

（1）饮食中注意补充含钙丰富的食物,如牛奶、豆制品、虾皮、海带等。

（2）坚持体育锻炼,每天运动半小时。如游泳、太极拳、慢跑、快速步行等有氧运动,还可进行哑铃、杠铃等力量锻炼,提高骨密度;同时增加日光照射时间,以促进钙、磷吸收。

（3）养成良好的生活习惯,避免吸烟、酗酒、过量摄入咖啡等,以防形成负钙平衡。

（4）如患有骨质疏松症,应及时就医接受治疗。每天可补充钙制剂800～1200mg,同时注意维生素D的摄入;必要时在医生的指导下使用性激素治疗,并督促定期进行随访监测。

（5）骨质疏松者容易引起骨折,应注意自我防护,穿防滑鞋,保持地面干燥,照明应充足,避免意外跌倒导致骨折。

2. 功能失调性子宫出血护理　功能失调性子宫出血(简称功血)是由于下丘脑-垂体-卵巢轴功能失调而引起的异常子宫出血。大多数绝经期妇女为无排卵型功血,主要表现为月经周期紊乱、出血量多少不一,有时经量增多,甚至出现大出血。

（1）加强营养,保证蛋白质的摄入,宜选择含铁较多的食物,如猪肝、木耳、瘦肉等;多食新鲜蔬菜、水果,必要时补充铁剂、维生素C,预防贫血。

（2）重视个人卫生,保持外阴清洁,勤换内裤、卫生巾,预防感染。

（3）对于出血量较多者,嘱其卧床休息,避免过度疲劳和剧烈活动,并以止血、调整周期、减少经量、防止子宫内膜病变为治疗原则。

（4）激素治疗必须在医师的指导下进行,按时、正确服药,督促定期进行随访监测,包括常规妇科检查、乳腺检查,以及肝功能、肾功能、血脂、骨密度检查等。

（5）识别不正常的经期、周期和出血量,早发现、早治疗,排除子宫内膜病变。

第二节　社区儿童和青少年健康护理

儿童和青少年时期包括生命开始到发育成熟,是人类生命周期中身心发育最快的关键时期。根据不同年龄阶段可分为新生儿期、婴幼儿期、学龄前期、学龄期和青春期五个阶段。面向社区儿童、青少年开展定期健康体检、疾病筛查、预防接种、健康问题的预防及健康护理,从而降低婴幼儿死亡率,促进儿童、青少年生长发育,提高其健康水平。

一、新生儿期

新生儿期是指从胎儿娩出、脐带结扎至出生后28天。新生儿刚刚脱离母体开始独立生存,所处的内外环境发生了根本变化,加之其各器官系统尚未发育完善,对外界环境适应性差,免疫功能低下。因此,该期是儿童发病率和死亡率较高的时期。

(一) 生长发育特征

1. 生理性体重下降　由于食物及热能摄入不足、胎粪的排出、水分的丢失、环境过冷或过热等因素影响,可使新生儿的体重呈下降趋势,出生后 3～4 天时达最低限度,第7～10 天时可恢复至出生时的体重。

2. 新生儿黄疸　50%～70% 的新生儿在出生后 2～3 天出现黄疸,4～6 天达高峰值,足月新生儿在出生后的 10～14 天黄疸自然消退,早产儿可推迟到 3 周才黄疸消退。

3. 呼吸频率与心率　安静时呼吸频率约为 40 次/分,心率为 90～160 次/分。

4. 胸围　略小于头围 1～2 cm。

5. 体温波动较大　随着环境温度的变化,新生儿的体温也随之变化。

(二) 营养与喂养

1. 提倡母乳喂养　尽早开奶,纯母乳喂养,按需哺乳。产后 5～7 天内分泌的乳汁含脂肪少,含蛋白质多,同时含有丰富的微量元素和免疫活性物质。

2. 部分母乳喂养　一般是母乳与配方奶或其他乳类同时喂养婴儿。每次哺喂时先喂母乳,后用配方奶补充母乳的不足。补喂的乳量根据婴儿食欲及母乳分泌量而定,即"缺多少补多少"。

(三) 日常生活照护

1. 保暖　新生儿体温调节能力差,易受环境的影响,因而保暖很重要。新生儿的卧室应阳光充足,空气清新,温度宜保持在 22～24 ℃,湿度保持在 50%～60%,且应根据气温的变化随时调节环境温度和衣被包裹,以保持体温正常恒定。

2. 沐浴　新生儿皮肤娇嫩,为保持其清洁,应每日为新生儿沐浴。沐浴时室温控制在 26～28 ℃,水温宜在 38～40 ℃。沐浴前操作者须洗净双手,沐浴顺序依次为面、头、颈、上肢、躯干、下肢、腹股沟、臀和外生殖器,动作轻柔。每次沐浴后应对脐部进行消毒和包扎,沐浴时间应选择在喂奶后 1h 以上。

3. 抚触　抚触是为婴儿进行全身的按摩,可以刺激婴儿的淋巴系统增强抵抗力;增加婴儿睡眠并改善其睡眠质量;帮助平复婴儿情绪以减少哭闹;促进母子情感交流;促进乳汁分泌;促进婴儿消化、吸收及激素的分泌,达到增加体重、缓解婴儿肠胀气等目的。

(四) 常见健康问题护理

1. 脐炎　一般情况下,新生儿脐痂在出生后 7～10 天脱落。沐浴后脐部处理不当、尿布使用不当等均会导致新生儿脐部发生感染,甚至发生败血症。社区护士应指导家长正确使用尿布,注意尿布勿覆盖住脐部,以免尿、粪污染脐部。每次沐浴后,用75% 酒精消毒脐带残端及其周围 1～2 次,应由内向外旋转式消毒,并保持脐部清洁、干燥。当发现脐部红肿或有分泌物时,应及时就诊。

2. 尿布皮炎　又称尿布疹或新生儿红臀,是指新生儿的肛门附近、臀部、会阴部等处皮肤发红,有散在斑丘疹或疱疹。新生儿大小便次数较多,如不注意臀部护理,特别是一次性尿布的频繁使用,易发生尿布皮炎。应指导家长尽量使用棉质尿布,并及时更换,便后及时用温水清洗并涂抹护臀膏。可每天给新生儿晒臀部 1～2 次,每次 10 min 左右,以预防尿布皮炎发生,但在此过程中应注意保暖。

3. 感染性肺炎 是新生儿期较常见的感染性疾病,是新生儿死亡的主要原因之一。主要表现为发热、烦躁、气促、发绀、吐沫或三凹征等,但由于其很少表现出咳嗽,且有的孩子体温不升,仅表现为反应差、不吃不动等症状,可能起病较为隐匿。因此,家长应识别新生儿肺炎的临床表现,以便尽早发现异常,及时就医。平时应保持室内空气新鲜,在沐浴及室温低时注意对新生儿保暖。家庭成员感冒时,应戴上口罩后再接触新生儿。尽量减少亲友探视以避免交叉感染。

(五) 意外伤害预防

窒息与异物吸入是新生儿期最容易出现的意外伤害。

预防措施:新生儿母亲注意哺乳姿势,避免乳房堵住婴儿鼻部;禁忌边睡边哺乳,提倡母婴分睡,避免因被褥、母亲的身体等堵住新生儿口鼻而造成的窒息;每次喂奶后应将新生儿竖立抱起,轻拍后背,待胃内空气排出后再使新生儿右侧卧位,以防出现溢奶引起的窒息;注意不要捏鼻喂药;冬季外出时不要将新生儿包裹得过紧、过厚、过严;要使小动物远离新生儿,避免因小动物身体堵住新生儿鼻部而引起的窒息。

二、婴幼儿期

婴幼儿期是指出生后 28 天到 3 周岁。其中婴儿期是从出生后 28 天到 1 周岁,幼儿期是从 1 周岁到 3 周岁。此期儿童生长发育迅速,对营养需求高,但由于消化和吸收功能未发育完善,加之从母体获得的免疫力逐渐消失,自身免疫力低下,因此易发生消化不良、营养紊乱及感染性疾病。

(一) 生长发育特征

婴幼儿在出生后 6 个月生长最快,体重可增至出生时的 2 倍,1 周岁时将增至出生体重的 3 倍。在婴儿期身长平均增长 25 cm,在 1 周岁时将增至 75 cm,为出生时的 1.5 倍。出生时头围平均为 34 cm,1 岁时增至 46 cm。胸围比头围小 1～2 cm,但其增长速度快,到 1 岁时与头围基本相等并开始超过头围。婴幼儿期消化系统、神经系统和肾脏等尚未发育完善,对食物的消化吸收能力和对代谢产物的排泄能力较低。此期智力发育较快,语言、思维能力增强。

(二) 营养与膳食

1. 婴儿 随着婴儿的生长发育,其消化能力逐渐提高,单纯乳类喂养不能完全满足 6 月龄后婴儿的生长发育需求,婴儿需要由纯乳类的液体食物向固体食物逐渐转换。婴儿期若断离母乳,每天仍需维持婴儿总奶量在 800 ml 左右。食物应选择能满足生长需要、易于吸收、不易产生过敏的谷类食物,最好为强化铁米粉,其次是根茎类蔬菜、水果,在 7～9 月龄逐渐引入肉类、蛋类、鱼类等动物性食物和豆制品。

2. **幼儿**　每天应摄入 350～500 ml 乳类,对于不能继续母乳喂养的 2 岁以内的幼儿,建议选择配方奶。注意膳食品种多样化,提倡自然食品、均衡膳食,每天应摄入 1 个鸡蛋、50 g 动物性食物、100～150 g 谷物、150～200 g 蔬菜、150～200 g 水果、20～25 g 植物油。幼儿应进食体积适宜、质地稍软、少盐、易消化的家常食物,每天可安排 3 餐主食、2～3 次乳类食物与营养点心,餐间控制零食。

(三) 良好行为习惯的培养

1. **睡眠习惯**　从小培养儿童形成规律的睡眠习惯,有相对固定的作息时间,保证充足的睡眠。儿童的卧室应安静、光线柔和,睡前避免过度兴奋。对婴儿可利用固定乐曲催眠入睡,养成不拍、不摇、不抱的独自睡觉习惯。

2. **饮食习惯**　12 月龄的幼儿可开始练习自己用餐具进食,1～2 岁应分餐进食,2 岁后可独立进食。应定时、定点、定量进餐,每次进餐时间为 20～30 min。进食过程中避免边吃边玩,不要追逐喂养。

3. **卫生习惯**　从婴儿期就应培养良好的卫生习惯,逐步养成定时洗澡、勤剪指甲、勤换衣裤、不随地吐痰和大小便、不乱扔果皮纸屑、饭前及便后洗手、饭后漱口等习惯。

4. **排便习惯**　一般从小儿 2～3 个月开始,在睡前、睡后或吃奶后训练其排尿。9～12 个月后,在早上醒来和晚上临睡前,训练小儿坐便盆排大便,每次 5 min 左右。

(四) 社会适应能力的培养

儿童社会适应能力是神经心理发展的综合表现,与家庭环境、育儿方式,以及儿童的性别、性格及年龄等密切相关。

1. **独立能力**　通过训练儿童自行进食、独自睡觉、自己穿衣服等,逐步培养儿童的独立能力。

2. **意志力与情绪控制能力**　在日常生活、游戏、学习中应培养儿童拥有克服困难的意志,增强其自觉、坚持、果断和自制的能力。

3. **语言与社交能力**　应从小就给予儿童积极愉悦的感受,如喂奶时抚摸孩子,并与孩子对视微笑。经常与孩子交谈、唱歌,跟孩子做游戏、讲故事,鼓励孩子多说话等,锻炼孩子的语言表达能力和社交能力。

(五) 体格锻炼

婴幼儿应定期进行户外活动,以提高对外界环境的适应能力和机体免疫力。应每日带婴幼儿到人少、空气新鲜的地方进行户外活动 1～2 次,每次 10～15 min,而后逐渐延长至 1～2 h。注意避免阳光直射婴幼儿面部。

(六) 常见健康问题护理

1. **肺炎**　由于婴幼儿的呼吸道抵抗力差,故上呼吸道感染时,极容易导致肺炎。

护理措施:增加户外活动,增强机体抵抗力;尽量避免到人多的公共场所,注意手卫生,减少感染的机会;季节变换时注意增减衣服,防止感冒;指导家长识别上呼吸道感染的早期症状,使疾病在早期得到有效控制;积极防治营养不良、贫血、佝偻病等疾病。

2. 腹泻病　是一组由多病原、多因素引起的以大便次数增多和大便性状改变为特点的消化道综合征。

护理措施:指导母亲哺乳前洗手,清洁乳头;人工喂养者正确调配奶的浓度,用具要及时清洁、定期消毒,配方奶要现用现配、温度适宜;加强环境卫生及饮食卫生宣教;辅食添加时每次限一种,逐步增加,适时断奶;指导家长及时发现孩子的腹泻症状,分析原因并及时调整喂养方法,如未改善应及时就诊。

3. 营养不良　由于热量和蛋白质摄入不足引起的一种慢性营养缺乏症,多发生于3岁以下的婴幼儿。

护理措施:指导家长对早产/低出生体重儿采用特殊喂养方法,定期评估,积极治疗可矫治的严重先天畸形;及时分析儿童生长发育不良的原因,针对原因进行个体化指导;对于反复出现消化道或呼吸道感染的儿童应及时治疗。

4. 营养性维生素 D 缺乏性佝偻病　由于体内维生素 D 不足引起钙磷代谢失调的一种慢性营养性疾病。

护理措施:每日适当进行户外活动 1~2h,接受日光照射;维生素 D 补充:婴儿(尤其是纯母乳喂养儿)在出生后数天开始每天补充维生素 D 400 IU(10 μg);早产儿、双胎儿在出生后即应每天补充维生素 D 800 IU(20 μg),3 个月后改为每天 400 IU(10 μg)。可检测血生化指标,根据结果适当调整剂量。

5. 缺铁性贫血　由铁缺乏导致的小细胞低色素性贫血,是我国重点防治的小儿常见病之一。

护理措施:早产/低出生体重儿应从 4 周龄开始补铁,每日以 2 mg/kg 补充元素铁,直至 1 周岁;母乳喂养的足月儿从 4 月龄开始补铁,每日以 1 mg/kg 补充元素铁;人工喂养婴儿应采用强化乳铁蛋白配方奶;要注意营养均衡,多进食富含铁的食物,鼓励进食蔬菜和水果,促进肠道对铁的吸收;在寄生虫感染的高发地区,应在防治贫血的同时进行驱虫治疗。

(七) 意外伤害预防

由于婴幼儿运动能力逐渐增强,常用触觉和味觉探索周围环境,且尚无危险意识,因而易发生气管异物、烫伤、误食药物、高空坠落、坠床、触电及溺水等意外事故。

1. 气管异物　常由于儿童进食或口含小玩具时哭笑而深吸气将异物吸入气管引起,强迫喂药时也可发生。异物进入气管后引起呛咳、间歇性青紫,进而使异物逐步进入支气管,严重时可导致窒息死亡。

预防措施:注意避免让儿童进食较小、较硬而光滑的食物,如花生、瓜子等,也不宜吃口香糖及果冻;不要让儿童在玩耍和打闹时进食,教导儿童在说话或大笑前咀嚼并咽下食物;选择玩具时应注意玩具零部件的大小;将硬币、纽扣、安全别针、糖果、饮料罐拉环和气球等物品放在婴幼儿接触不到的地方,防止误食、误吸。

2. 外伤　婴幼儿卧室的窗户和睡床、楼梯、阳台等处都应置有栏杆,防止其从高处跌落;妥善放置沸水、高温的油和汤等,以免造成烫伤;教育儿童不能随意玩火柴、煤气等危险物品;室内电源、电器应安装防止触电的安全装置;经常检查玩具的安全性;教育儿童不可独自或与小朋友去无安全设施的江河、池塘玩水。

三、学龄前期

学龄前期是指从 3~6 周岁,这个时期是儿童进入幼儿园接受教育的时期。因为这一时期儿童神经纤维的髓鞘化逐步接近完成,对各种刺激的传导更迅速、精确,皮质兴奋,抑制机能不断增强,所以要注意这段时期的智力开发和生理卫生,从小培养良好的个性品质,为顺利升入小学做好准备。

(一) 生长发育特征

此期儿童发育速度减慢,每年身高增长 6~7 cm,体重每年增长均值为 2 kg。脑及神经系统持续发育并逐渐成熟,处于此期的儿童与幼儿期相比,具有好奇、注意力分散、喜欢模仿等特点。3 周岁儿童 20 颗乳牙已经出齐,6 岁时第一恒牙可能萌出。

(二) 营养与膳食

(1) 食物种类多样,以谷类为主。

(2) 多吃新鲜蔬菜和水果。

(3) 经常吃适量的鱼、蛋和瘦肉。

(4) 每天饮奶,常吃大豆及豆制品。

(5) 膳食清淡少盐,多喝水,少喝含糖的饮料。

(6) 基本营养需要:每天摄入 1 300~1 700 kcal(1 kcal=4.18 kJ)的热量,脂肪占总热量的 30%~35%;每天补充蛋白质 45~60 g,钙 800 mg,铁、锌各 10 mg,维生素 A 500~700 μg。

(三) 培养良好的生活习惯

(1) 教会儿童正确的刷牙方法,养成早晚刷牙、饭后漱口的习惯,促进儿童保持口腔卫生,预防龋齿的发生。

(2) 指导儿童养成良好的用眼习惯,如纠正看书、写字的姿势,不在暗淡的光线下看书,避免长时间看电视或玩电子游戏,发现视力障碍应及时处理。

(3) 提高儿童的基本生活能力,家长要有意识地让儿童做一些力所能及的家务,如自己进食、穿衣、叠被子、摆筷子等,锻炼儿童的独立性,培养动手操作能力,促进儿童细微动作的发展。

(四) 培养社会适应能力

1. 社交能力　由于儿童入园后开始集体生活,故家长应帮助孩子熟悉幼儿园的环境和规定,设法让孩子与幼儿园老师尽快亲近起来,注意培养儿童遵守规则,互相友爱、互相帮助,形成善良的品德。

2. 创造能力   在生活中启发性地向儿童提出问题,引导儿童积极探索和解决问题,促进儿童思维能力的发展。家长应有意识地引导儿童进行较复杂的智力游戏,增强其思维能力和动手能力,培养儿童的想象力和创造力,开发儿童智力。

(五)体格锻炼

每天安排儿童进行一定时间的户外活动,接受日光照射,呼吸新鲜空气。安排适合儿童的锻炼项目,如跳绳、跳舞、踢毽子和保健操,以及小型竞赛项目等。也可以有计划地安排一些游戏,让儿童在其中扮演一些角色,使其体验社会中的各种人际关系,培养儿童感知力和综合判断能力,促进儿童的思维发育。

(六)常见健康问题护理

1. 单纯性肥胖   肥胖是由于长期能量摄入超过人体的消耗,造成体内脂肪积聚过多的一种营养障碍性疾病。肥胖儿童容易发生心肺功能障碍、运动能力降低及心理问题,并且与成人期代谢综合征的发生密切相关。

护理措施:加强健康宣教,使家长认识到儿童肥胖的危害性,并帮助儿童做到膳食均衡,固定吃饭时间,吃饭时不要看电视;鼓励儿童适当增加运动时间和运动量,限制其看电视和玩网络游戏的时间;定期进行生长发育监测,及早发现超重情况,及时采取预防措施。

2. 视力不良   又称视力低下,是指裸眼远视力达不到该年龄期儿童正常远视力标准。儿童视力不良常是遗传和环境因素共同作用的结果,是儿童视觉发育过程中的常见问题。

护理措施:改善用眼环境,养成良好的用眼习惯,避免过度用眼;均衡饮食;尽量保证每天有2 h的户外活动时间;定期进行眼病筛查和视力评估,对筛查中发现的视力异常情况及时指导就诊。

3. 传染性疾病   麻疹、腮腺炎、水痘、手足口病等传染性疾病在冬春季多见,其在婴幼儿、学龄前儿童中发病率高。控制传染源、切断传播途径、保护易感人群是预防儿童传染病的有效方式。

护理措施:提醒家长在传染病的高发季节尽量不带儿童到人群聚集、空气流通差的公共场所,避免交叉感染。遇到呼吸道传染性疾病,房间应定时开窗通风,保持空气流通,外出时佩戴口罩。遇到接触性传染性疾病,不接触患病儿童接触过或使用过的玩具等物品,养成勤洗手的习惯。平时增强自身体质,保证睡眠充足,加强营养。按规定进行预防接种,提高自身免疫力。

(七)意外伤害预防

学龄前期儿童能独立行走,活动能力增强,活动范围增大,求知欲强,又受好奇心的驱使,愿意四处探索,例如攀高、误食药物及异物、触摸电器、玩火等,因而容易发生严重的跌落伤、急性中毒、触电及烧伤等。

1. 跌落伤   学龄前儿童在幼儿园内喜欢追逐打闹、爬高,但由于其自我控制和应急反应能力差,故易发生跌落伤。

预防措施:在公共游戏场所应多铺设革质地面或橡胶地面;家庭窗户安装窗栏,在洗手间铺设防滑瓷砖;儿童应在老师或家长的指导下进行体育运动;儿童不要独自站在桌椅等高处,下楼梯的时候要排好队按顺序下,不能推搡。

2. 烧烫伤　因高温物体(如开水、热油)接触身体而引起的组织损伤。

预防措施:将家中的暖瓶和饮水器放在孩子不易触碰的地方;家长在厨房做饭菜时,孩子不要进到厨房,更不能乱触摸厨房里的东西,不能乱开煤气开关;当电饭煲等热容器盛有热的食物时不要放在地上或低处,避免儿童碰到;洗澡时要检查水温,以免烫伤皮肤;喝水或喝稀饭时不能太烫,以防烫伤口腔和食道黏膜。

3. 误食　由于受好奇心驱使及对新鲜事物的探索,因而儿童发生误食的病例比较多。常见的有药物、纽扣、硬币、打火机、玻璃球等。

预防措施:妥善保管家中的各类物品,如带尖头的用具和小件物品;药品放置在儿童不易接触到的地方;教会儿童辨别不能吞食的物品。

四、学龄期

学龄期是指 6 周岁后入小学起至 12～14 岁进入青春期为止的一个年龄段。此期儿童体格生长处于稳步增长,各个器官的发育到本期末除生殖系统外都已接近成人水平。大脑的形态已与成人基本相同,智能发育更加成熟,在控制、理解、分析、综合能力等方面迅速增强,此期是儿童接受文化教育的重要时期。

(一) 生长发育特征

6 岁的儿童除生殖系统的器官外,其余各器官的外形均已接近成人,视觉发育完善,智能发育更成熟,能较好控制自己的注意力,并逐渐学会综合分析、分类比较等抽象思维方法,具有独立思考能力,可接受系统的科学文化知识。6～12 岁时乳牙逐个被同位恒牙替换。

(二) 营养与膳食

处于学龄期的儿童应摄入足够的营养,食物应多样化,注意饮食合理搭配,使营养成分作用互补,注意膳食中各营养成分必须满足其生长发育的需要。每日蛋白质的供应以动物蛋白为主。重视强化铁食品的补充,以避免贫血的发生。应养成良好的饮食卫生习惯,纠正偏食、吃零食、暴饮暴食等不良习惯。同时,也要注意节制饮食,避免营养过剩,预防肥胖症。

(三) 良好行为习惯指导

1. 生活习惯　家长要教会孩子合理地安排学习、睡眠、游戏和运动时间,制订寒暑假计划表,避免孩子终日沉溺于电视、网络游戏中。注意孩子的个人卫生、饮食和口腔卫生。另外,由于儿童期是骨骼成长发育的重要阶段,长时间弯腰、歪头、歪肩等会影响孩子脊柱、骨骼的正常发育,甚至造成畸形。因此,保持良好的坐、立、走姿势尤为重要。

2. 用眼卫生与习惯   儿童读书和写字时应与书本的距离达 30 cm 以上,保证阅读环境光线良好,避免不良用眼习惯,掌握简单有效的视力保健方法,定期进行视力检查,以利于尽早发现弱视、斜视、近视等,并及时就诊。

3. 睡眠习惯培养   不同个体的睡眠时间差异较大,6～7 岁的儿童平均每日睡眠时间为 10～12 h,7 岁以上的儿童平均每日睡眠时间为 9～10 h。让儿童养成按时睡觉和按时起床的好习惯,学校合理安排午睡时间,保证儿童拥有充沛的精力及健康的身体。

(四)心理卫生

1. 新环境入学适应困难   儿童离开幼儿园后进入小学是一个逐渐适应新学校环境的过程。对新生来说,新的学校环境、新的老师和同学、新的校规校纪都可能是其入学适应困难的原因,儿童常常表现为注意力不能集中、害怕与不安、对待学习没有兴趣、无法约束自己,甚至违反学校纪律等。

2. 注意缺陷多动障碍   是学龄期儿童心理卫生常见的问题之一,主要表现如下。

(1)活动过多:小动作多、静坐不能、过分不安宁、喜欢恶作剧。

(2)注意力缺陷:注意持续时间短暂,易分心,容易走神。

(3)行为和情绪的冲动性:表现为幼稚、克制力差、任性,易受外界刺激而兴奋。

(4)学习困难:注意力不集中,对老师讲解的知识一知半解,部分存在认知功能缺陷,如视觉-空间位置障碍,把"b"写成"d"。

3. 学校恐惧症   常常因为受到挫折、受到批评、学习不好而诱发,表现为上学勉强,经常出现头疼、头晕、呕吐、腹泻、尿急等症状。早上症状多而严重,一般周一症状明显,周末无症状,在家时表现正常。

(五)常见健康问题护理

1. 近视   发生和发展不但和遗传因素相关,而且和孩子的用眼卫生密切相关。长期过近视物会导致眼睛调节过度紧张,形成假性近视,不加以改正则会进一步形成真性近视。

护理措施:培养孩子形成良好的读书与写字习惯,保持正确的读写姿势。保证房间光线充足明亮,避免在光线太强或太弱的情况下看书与写字。连续看书或看电视 1 h 左右要适当休息,可以向远处眺望 3～4 次,以缓解视疲劳。学校教室的桌椅要配套,桌椅高度适宜,并定期更换座位。定期检查视力,一旦发现近视应及时到医院进行复查和治疗。合理饮食,注意饮食中微量元素的补充。

2. 龋齿   俗称虫牙或虫蚀牙,是因口腔不清洁,食物渣滓发酵产生酸类侵蚀牙齿的釉质而形成空洞。

护理措施:需养成良好的口腔卫生习惯,早晚要刷牙,饭后要漱口,少吃糖果,选用含氟牙膏,使用保健牙刷,定期检查牙齿。父母可以为孩子制订口腔保健计划,父母养成良好的口腔保健习惯及其对孩子的示范作用,将有助于促进孩子的口腔健康。龋病不会自愈,要注意预防,若发现龋齿应及时治疗。

3. 脊柱弯曲异常　主要指脊柱弯曲超出正常生理弯曲,是儿童中常见的一种异常体征或疾病。

护理措施:教育孩子正确的姿势,上课时尽量不要歪着或斜着身体写作业,要求姿势正确。不要久坐,进行适当的活动;走路的时候尽量不要探肩、头往前勾或驼背,这种姿势也会加重脊柱侧弯;提倡双肩背书包,书包不宜过重;尽量不要有半躺半坐的姿势,应养成良好的体育锻炼习惯。针对已发现脊柱弯曲异常的学生,认真分析疾病产生的原因,尽早去除危险因素并进行针对性的治疗。

(六) 意外伤害预防

由于儿童与外界接触的范围不断扩大,且喜欢冒险、易冲动、常高估自己的能力,故易发生车祸、溺水及运动外伤等意外伤害。

预防措施:应对学龄期儿童进行安全教育,提高其预防和处理意外事故的能力,教育他们互相友爱,遇到意外事故要互相帮助,共同克服困难。

五、青春期

青春期是儿童向成人角色过渡的时期。到了青春期,开始出现第二性征,体格生长出现婴儿期后的第二个高峰,自我意识发展突出,性意识发展迅速。

(一) 生长发育特征

12 岁是青春期开始,随之出现第二个生长高峰,身高每年可增加 5～7 cm,个别的可达 10～12 cm;体重年增长 4～5 kg,个别可达 8～10 kg。除了身高、体重迅速增长外,各脏器如心、肺、肝脏功能日趋成熟,各项指标达到或接近成人标准。一般情况下,女孩青春期要早于男孩一年左右,从乳房开始发育到月经初潮,需 2～3 年,继而腋毛、阴毛长出,骨盆变大,全身皮下脂肪增多(尤其在胸部、肩部等),形成女性丰满的体态。男孩胡须长出,喉结突出,声音低沉,肌肉骨骼发育坚实,形成男性的魁伟体格。

(二) 营养与膳食

1. 能量　每日需要量,在 12～15 岁的男孩中为 2 600 kcal,在 12～15 岁的女孩中为 2 500 kcal;在 15～18 岁的男孩中为 3 000 kcal,在 15～18 岁的女孩中为 2 600 kcal。

2. 蛋白质　每日需要量,在 12～15 岁的青少年中为 80 g;在 15～18 岁的男孩中为 100 g,在 15～18 岁的女孩中为 90 g。

3. 无机盐　处于此期的青少年对钙、磷、铁的需要量与儿童相似,标准较成人为高。随着甲状腺机能增强,碘的供应也应注意增加,常吃海带、紫菜等含碘量较高的食物,对预防和治疗青春期甲状腺肿大,都有一定的效果。

4. 维生素　维生素 D 供给不足,可导致发生轻度佝偻病或骨质疏松症。

（三）良好生活习惯和成长环境指导

1. 良好生活习惯

（1）良好的卫生习惯：对青春期少女加强经期卫生知识指导：①注意会阴部卫生，月经期禁止坐浴；②月经期间避免剧烈运动，不要游泳；③月经期间不喝冰水，避免受凉、冷水刺激。

（2）良好的生活方式：受外界不良因素影响，青少年易养成喝酒、吸烟、沉迷网络等不良习惯，有的青少年甚至吸毒、滥用药物。应加强对青少年的正面教育，通过各种手段和方法宣传喝酒、吸烟、沉迷网络、吸毒、滥用药物带来的不良后果和严重危害，向青少年强调应该加强自我控制能力和自我保护意识，要开始对自己的生活方式和身心健康负责，帮助其养成健康的生活习惯。

2. 良好的成长环境

（1）根据青少年自己的生活、学习、社交特点，父母应尊重与理解他们，允许他们有属于自己的小天地，父母应创造有利于青少年健康成长的家庭环境。

（2）家长应该转变传统的教育观念，鼓励青少年自主学习、自主发展，并为其创造良好的环境。

（3）青少年应在舒适安全的校园环境中学习和活动，学校应具备符合卫生要求的教室、宿舍及教学设备，有利于青少年的良好发育和身心健康。

（四）心理卫生

1. 早恋和手淫 早恋是指发生于18岁以前，异性或者同性之间希望得到密切的联系，感情得到进一步加深，从而获得一种特殊的超越同学友情的感情需求。手淫是指用手刺激或摩擦自己的外生殖器，以获得性快感和性满足的一种自慰性行为。对于青少年出现的手淫现象，应正确引导，鼓励其多参加课外活动以转移注意力，减轻压力。晚上睡觉时保持侧卧，穿宽松的内裤，保持生殖器清洁。

2. 网络成瘾 是指长时间和习惯性地沉浸在网络时空当中，对互联网产生强烈的依赖，以至于达到了痴迷的程度而难以自我解脱的行为状态和心理状态。表现为抑郁、易激惹、情绪烦躁等戒断症状。长期沉迷于网络会对身体造成伤害，同时也会对学习和生活都带来不良影响。

3. 品行障碍 指青春期出现的持久性反社会行为、对立违抗行为、攻击性行为，这些异常行为严重违反了相应年龄的社会规范和道德准则。主要表现为逃学、打架、说谎、酗酒、偷窃、欺诈、破坏行为、攻击他人等品行问题，严重时会造成犯罪。

（五）常见健康问题护理

1. 痤疮 俗称青春痘，又称为暗疮或粉刺，它是一种毛囊皮脂腺的慢性炎症性疾病。主要与雄性激素、皮脂腺和毛囊内的微生物有密切关系，还与遗传、饮食、胃肠道功能紊乱、环境因素、化妆品及精神因素等有关。常见好发于前额和面颊部，毛孔扩大伴有黑头或白头粉刺，一般无症状。

护理措施:保持良好的心理状态,积极配合医生治疗;生活应有规律,保证充足的睡眠;多吃蔬菜和水果,少吃动物性脂肪、辣椒及甜食,改善消化不良和便秘等情况;避免长期使用油脂类化妆品、皮质激素、碘及溴化物等药物;经常用温水或含硫磺的香皂清洗患处;口服维生素 B_2、维生素 B_6、复合维生素 B 和锌制剂;有严重的结节和囊肿性痤疮的患者应及时到医院治疗。

2. 月经失调 也称月经不调,表现为月经周期或出血量的异常,可伴月经前、月经时的腹痛及其他的全身症状。

护理措施:女性在青春期前应了解一些卫生常识,对月经来潮这一正常生理现象有正确的认识,消除恐惧及紧张心理;经期应注意保暖,忌寒冷刺激;注意休息、减少疲劳;加强营养,增强体质;应尽量避免剧烈的情绪波动及强烈的精神刺激,保持心情愉快。

六、预防接种和免疫程序

(一)预防接种的相关概念

1. 预防接种 是指有针对性地将生物制品接种到人体内,使人对某种传染病产生免疫能力,从而预防该传染病。

2. 国家免疫规划 是按照国家或者省市确定的疫苗品种、免疫程序或接种方案,在人群中有计划地进行预防接种。

3. 冷链 是指为保证疫苗质量,从疫苗生产企业到接种单位的运转过程中所装备的储存、运输冷藏设施及设备。

(二)疫苗的种类

根据《疫苗流通和预防接种管理条例》,疫苗分为两类。

1. 第一类疫苗 是指政府免费向公民提供,公民应当依照政府的规定受种的疫苗,包括国家免疫规划疫苗,省级人民政府在执行国家免疫规划时增加的疫苗,县级及以上人民政府或者其卫生健康行政部门组织开展的应急接种或群体性预防接种所使用的疫苗。

2. 第二类疫苗 是指由公民自费并且自愿受种的其他疫苗。

📖 **拓展阅读 3-2 国家免疫规划确定的疫苗免疫程序**

(三)预防接种管理与要求

按国家相关规定,负责预防接种的医疗机构必须是区县级卫生行政部门指定的预防接种单位,冷藏设施、设备和冷链管理制度必须遵守《疫苗储存和运输管理规范》的规定,并按照要求进行疫苗的领发和冷链管理,以确保疫苗质量。进行预防接种的人员应具备执业医师、执业护士资格,并经过县级或县级以上卫生行政部门组织的预防接种专业培训,考核合格后持证上岗。

在接种管理中,接种单位及时为辖区内所有居住满 3 个月的 0~6 岁儿童建立预防接种证和预防接种卡等儿童预防接种档案。可采取预约、通知单、电话等方式通知儿童监护人,告知接种疫苗的种类、时间、地点和相关要求。社区应每半年对辖区内儿童的预防接种卡进行1次核查和整理。

(四) 预防接种禁忌证

1. **过敏体质者** 即已知对该疫苗成分(辅料、甲醛及抗生素)过敏者。如对鸡蛋或新霉素过敏者均不能接种麻疹减毒活疫苗。

2. **患有某些疾病者** 如正在患有严重器官疾病、急性疾病、严重慢性疾病、慢性疾病急性发作期、发热者,以及患感冒、腹泻(尤其是口服疫苗)、湿疹或其他皮肤病的患者,需推迟疫苗的接种,待康复后再行补种。

3. **免疫功能不全者** 即免疫缺陷(如无/低丙种球蛋白血症)、免疫功能低下或正在接受放疗和化疗、接受免疫抑制剂治疗者。儿童患白血病、淋巴瘤、恶性肿瘤等疾病,以及反复发生细菌或病毒感染,均视为存在免疫功能不全。

4. **神经系统疾病者** 即患有未控制的癫痫和其他进行性神经系统疾病者。如患有癫痫、脑病、癔症、脑炎后遗症、抽搐或惊厥等疾病者,应在医生的指导下,谨慎接种疫苗。

📖 拓展阅读3-3 预防接种实施

(五) 常见疑似预防接种异常反应及处理

1. **局部反应** 在接种后数小时至24 h左右,局部出现红肿浸润、疼痛,或伴局部淋巴肿大、淋巴结炎。局部反应一般在24～48 h逐步消退。

处理措施:轻度局部反应一般不需要处理。较重的局部反应可用干净的毛巾热敷,每日数次,每次10～15 min。接种卡介苗出现局部反应时不能热敷。

2. **全身反应** 在接种灭活疫苗后5～6 h或24 h左右,以及注射减毒活疫苗后6～10天可出现中低度发热,可伴有头痛、眩晕、乏力,以及恶心、呕吐、腹泻等胃肠道症状。

处理措施:发生轻度全身反应时应加强观察,一般不需要处理。必要时适当休息,多喝开水,注意保暖,防止继发其他疾病。对于全身反应严重者可对症处理。对于高热不退或伴有其他并发症者,密切观察病情,必要时前往医院治疗。

3. **过敏性休克** 一般在接种后数分钟至1 h内发病。接种者可出现胸闷、气急、面色潮红、皮肤发痒,全身出现皮疹,病情重者可因喉头水肿、支气管痉挛而出现呼吸困难和发绀,面色苍白,四肢冰冷,脉搏细而弱,血压下降,呈昏迷状,如不及时抢救可有生命危险。

处理措施:应立即使患者平卧,头部放低,注意保暖。立即皮下注射1∶1000肾上腺素,并给予吸氧、保暖和其他抗过敏性休克的抢救措施。病情稍有好转后应立即转院以便进一步处理,或至少留院观察12 h,以防晚期过敏反应的出现。

4. **晕厥** 常在接种准备时、接种时、接种后数分钟发生。轻者有心慌、虚弱感,胃部不适伴轻度恶心、手足麻木等。稍重者面色苍白、恶心、呕吐、出冷汗、四肢厥冷。严重者面色更显苍白、瞳孔缩小、呼吸缓慢、收缩压降低、舒张压无变化或略低、脉搏缓慢、肌肉松弛并失去知觉,数十秒钟至数分钟即可意识清楚。

处理措施:应保持安静,室内空气新鲜,平卧,头部低、下肢抬高,同时松解衣扣,注意保暖。对于轻者一般不需要特殊处理,可让其喝热开水或热糖水,短时间内即可恢复。对于经过上述处置后不见好转的患者,可按过敏性休克处理。

第三节　社区老年人健康护理

伴随着我国人口老龄化、高龄化进程的不断加快,老年慢性疾病具有常发、易发和突发等特点,老年人失能失智现象日趋明显。目前我国有4 000多万失能老年人和1 000多万失智老年人,相较于一般的健康老年人,失能失智老年人对医疗和护理服务需求显著增加,对于这部分老年人群体的照护和卫生健康服务问题已成为数千万个中国家庭的痛点。根据全国老龄工作委员会公布的数据,2020年我国60岁以上失能失智老年人已超过4 200万人,约占老年总人口的16.6%。由于失能失智老年人需要较多的人力、物力及长时间的陪伴,家庭成员在照顾这类老年人时,常常面临巨大的精神压力和经济负担。社区为失能失智老年人在医疗、康复和养老服务设施的建设方面,以及营造关爱、尊重和包容的社区环境等方面提供了多元化的服务。

一、社区老年人健康评估

"老年综合评估"这一概念,最早是在20世纪40年代由英国的Marjory首次提出。该方法的核心在于将老年患者视为社会的一部分,全方位地审视其健康状况。它不仅关注老年人的疾病状况,还深入评估其体能状况、认知能力、心理状态,以及他们所处的社会和经济环境。为了实现这一全面评估,通常会采用一系列的量表来进行衡量。以下是一些广泛使用的评估工具。

1. 老年健康综合评估量表　是谢世麒等人于2016年研发的评估工具。该量表涵盖了四个维度,共计37个评估项目,其中包括躯体功能(8项)、生活能力(11项)、社会功能(8项)和精神心理状态(10项)。评分采用四分制,在躯体功能、社会功能和精神心理状态这三个维度中,评分从"正常"递增到"严重";而在生活能力维度,评分则从"独立完成"过渡到"完全依赖他人"。每个维度的总得分是该维度下所有项目的得分之和,得分越高,意味着相应功能的状态越差。此量表设计简洁、易于操作,既适用于养老机构,也适用于医院和社区环境。

2. SPICES量表　是由美国哈特福德老年护理研究所和纽约大学护理系的Terry Fulmer博士所设计的评估工具。其中的字母分别代表不同的评估领域:S指的是睡眠障碍(sleep disorders),P指的是进食问题(problems with eating or feeding),I代表失禁(incontinence),C代表意识模糊(confusion),E指的是有跌倒的迹象(evidence of falls),而最后一个S则代表皮肤破损(skin breakdown)。这个量表以表格的形式整理了这些关键内容,使其成为一个简单易行的工具,适用于对健康和虚弱老年人的初步评估。然而,值得注意的是,该量表主要提供了一个评估的框架,而并未给出具体的评价指标。

3. 综合分析量表 是由美国医疗保险和医疗补助服务中心精心研发的评估工具。该量表的简化版本特别聚焦于六个核心维度:抑郁、痴呆、活动障碍、主观记忆、睡眠和躯体症状。这些维度能够全方位地反映老年人的认知功能状态。在评估过程中,量表的总分成为衡量老年人认知功能的重要指标:得分越高,意味着老年人的认知功能越不理想。通过该量表能准确地了解老年人的认知健康状况,有助于为其提供更精准的医疗与照护服务。

4. 老年人专用生活质量问卷 是由 WHO 专门为老年人设计的生活质量评价工具。该问卷内容广泛,涉及社会功能、生活满意度、抑郁状况、认知功能、自我保健意识、生理功能和性功能等多个维度。通过该问卷能够更全面地了解老年人的生活质量和身心健康状况,有助于为其提供更加周到的关怀与支持。

5. 老年人生活质量量表 是一个多层次、多维度的评估工具。该量表有完整版、缩略版和简洁版三种类型,分别包含 111 个、54 个和 24 个项目,以满足不同评估需求的灵活性和深度。该量表涵盖了个人的生理、心理和精神三个方面,评估老年人在社区生活中的归属感、老龄化过程中的变化、休闲活动的演变等。通过使用该量表进行评估,能够掌握老年人的生活质量状况,有助于为其提供更加贴心的服务和保障。

二、社区老年人健康指导

依据 WHO 发布的《老年人综合护理指南》以及我国政府出台的《关于建立完善老年健康服务体系的指导意见》,社区在老年人群健康服务中扮演着至关重要的角色。为了更好地满足老年人的健康需求,社区积极开展相应的健康指导工作,旨在提高老年人的健康素养和自我保健能力。

(一)日常生活指导

1. 家居环境 ①确保室内光线明亮,并且每天定时开窗通风,以保持空气新鲜。②家中的走道应保持平坦,铺设防滑材料,并清除所有障碍物,同时在走道两侧安装扶手以确保行走安全。③尽量减少家中的噪音和刺眼光线,以营造宁静的居住环境。④厕所应方便使用,特别是对于行动不便的老年人,坐式马桶是更好的选择,并可将其放置在床边。⑤根据季节和老年人的体感,冬季室内温度控制在 20~22℃,夏季则保持在 24~26℃。

2. 沐浴适宜 ①老年人用餐后不适宜立刻洗澡,建议等待一段时间。②洗澡的水温应控制在 42~45℃,浴室温度维持在 22~24℃,每次洗澡时间不应超过 30 min。③冬天洗澡前应先提高室内温度,洗澡时注意不要过于封闭,以防室内缺氧。④洗澡时无须上锁,以便在需要帮助时家人能及时提供协助。

3. 作息指导 ①老年人应维持有规律的生活习惯,确保充足的睡眠时间。通常随着年龄的增长,所需的睡眠时间也会相应增加。②每日的活动,包括工作、学习、锻炼、进餐、饮水及休息,都应遵循科学合理的安排,形成良好的生活规律。

4. 个人卫生指导 ①注重口腔卫生,每天多次刷牙、漱口,佩戴假牙的老年人还需特别注意假牙的清洁和护理。②晨起时主动咳嗽,有助于清理呼吸道,保持支气管通畅,预防肺部感染。③保持皮肤洁净,避免感染和外伤。④个人清洁用品应专人专用,避免交叉感染。⑤穿着的衣物应清洁、舒适,选择柔软宽松、易于穿脱的款式,内衣最好选用纯棉材质,以确保舒适度和透气性。

(二) 合理营养指导

1. 指导原则　食物种类要丰富,每餐七分饱,油脂摄取要适中,控制食盐的摄入,少吃甜食,饮酒要节制,三餐营养均衡合理。

2. 营养需求　由于老年人的基础代谢速度减缓,消化功能减弱,且日常活动量减少,因而其营养需求也相应降低。

3. 膳食习惯　老年人应定时定量进食,少食多餐,细嚼慢咽。一日三餐的热量分配建议为:早餐占 30%,午餐占 40%,晚餐占 30%。用餐环境应保持舒适、安静、清洁。

(三) 运动锻炼指导

1. 基本准则　安全始终是首要考虑的因素;根据步速、握力和其他身体活动能力来逐步调整锻炼计划,确保循序渐进;运动量要适中,不可过度;锻炼方式需要符合个人体质和需求;最重要的是,锻炼要持之以恒,形成坚持运动锻炼的习惯。

2. 多样化运动推荐　推荐进行多种形式的锻炼,包括逐渐增强力量的抗阻训练,以及提升平衡感、柔韧性和有氧能力的训练。其中,步行被公认为是最佳的有氧运动方式。建议在晚饭后大约 1 h,以散步的形式进行,每次步行 20 min 即可获得良好的锻炼效果。

3. 运动处方推荐　老年人在开始运动锻炼之前,应先进行全面的健康检查,并由专业医生根据个人情况开出运动处方。明确运动目标、项目选择、运动强度、频率、持续时间,以及需要注意的事项。遵循这样的运动处方进行锻炼,可以确保运动的安全性和效果。

三、社区老年人常见健康问题及护理

(一) 衰弱

衰弱是一个包括生理、心理、社会及认知等多个方面变化的整体概念,指老年人多个生理系统功能储备下降所引起的常见老年综合征。它极大地增加了身体的脆弱性,降低了机体维持自我稳定状态的能力和抵抗各种生理应激的能力,造成一种功能稳态失衡的病理生理状态。其特点是各器官系统、组织和细胞损伤的积累,常见于高龄老年人。

1. 常用评估工具

(1) 衰弱表型:又称 Fried 量表,含五项内容:体重下降、疲乏、握力减弱、行走变慢、活动减少。满足 3 项或以上为衰弱,满足 1～2 项为衰弱前期,都不满足为健壮。此量表可预测 3 年内跌倒、行走下降、日常能力受损、住院及死亡风险,有利于尽早开始预防。此评估法应用广泛。

（2）衰弱指数（frailty index，FI）：衡量个体不健康指标占比，包括身体、功能、心理等维度。一般选 30～70 个变量。FI≤0.12 为无衰弱；0.12＜FI＜0.25 为衰弱前期；FI≥0.25 为衰弱。FI 重视健康缺陷累积，整合复杂信息为单一指标，全面评价老年人的健康状况。FI 对于反映健康状况、服务需求等具有价值，能准确评估衰弱程度。

2. 护理措施

（1）营养支持：通过饮食增加热量和蛋白质，能改善老年营养状况和身体机能，建议蛋白质摄入量为 1.2～1.5 g/(kg·d)，每餐应含 25～30 g 优质蛋白质。补充微量营养素，如长链脂肪酸、维生素 D 和复合维生素，能改善老年人体质，减少骨折风险，建议每日补充维生素 D 700～1 000 IU。多样化的饮食比单一营养摄入更有益，如地中海饮食有助于延缓衰老。

（2）运动管理：建议进行抗阻运动，如引体向上、俯卧撑等，能增强肌肉力量和耐力，改善步态和平衡力。有氧运动，如骑自行车、步行等，能增强体质，促进大脑健康。中医传统运动，如太极拳、八段锦，能改善血液循环和神经灵敏性。

（3）康复护理：重视衰弱的早期识别和预防，功能康复对预防和逆转衰弱至关重要，包括心脏、肺和吞咽康复等。

（4）心理支持：倾听老年人的诉求，保持乐观的态度，有助于疾病好转和气血调和。

（二）社区失能失智老年人的护理

社区失能失智老年人部分或完全丧失日常生活自理能力，表现为记忆能力的缺失、不能认出人脸或者物品、判断力差、语言障碍、行动能力差、空间立体感差、逻辑思维混乱、人格多变及行为怪异等。

1. 常用评估工具

（1）简易精神状态筛查量表（Mini-Mental State Examination，MMSE）主要包括 6 个方面：定向力、即刻记忆、注意力及计算力、回忆力、语言能力和空间结构能力，共 30 个题目，每项回答正确得 1 分，得分越高说明受试者认知功能越好。

（2）长谷川痴呆量表（Hasegawa Dementia Scale，HDS）主要评估定向力、语言能力、记忆力等，得分越低表明认知障碍越严重。

（3）日常生活能力量表（Activities of Daily Living Scale，ADL）用于判定老年人的失能程度，该量表的评定内容为躯体自理量表和工具性日常生活能力量表，共 14 项。前者包括上厕所、进食、穿衣、梳洗、行走和洗澡共 6 项内容，后者包括打电话、购物、备餐、做家务、洗衣、使用交通工具、服药和自理钱财共 8 项内容。评分分值越大，说明功能障碍程度越严重。

2. 护理措施

（1）穿着指导：①衣服尽量按穿着顺序叠放；②准备舒适且穿脱方便的衣物；③选择拉链式开衫；④以弹性裤腰带为宜；⑤鞋子要合脚、防滑，非系带式；⑥选择宽松内裤，女性内衣尽量选前扣式；⑦肢体偏瘫或疼痛的老年人，从患侧先穿衣、从健侧先脱衣；

⑧鼓励老人选择合适的衣着,尽可能自主完成日常生活。

(2)进食指导:①定时进餐,不多食,不偏食;②必要时给予喂食;③食物宜简单、软滑,固体和液体食物分开盛放,避免发生呛咳或窒息;④进食过程中保持安静,细嚼慢咽;⑤尽量采取坐位进食,卧床者抬高床头或采取侧卧位,以防发生误吸、呛咳,进餐后保持就餐体位30~60 min;⑥每日早晚及餐后刷牙或漱口;⑦有义齿者,睡前取下清洗并浸泡;⑧定期进行口腔检查。

(3)鼻饲饮食:①维持老年人营养和治疗需要;②食物需要充分研磨,尽量现配现用;③照顾者取坐位或半卧位;④鼻饲前检查胃管位置,测试鼻饲液温度;⑤鼻饲时匀速注入鼻饲液,观察老年人有无不适;⑥鼻饲结束后,用温水冲洗管腔,包好胃管尾端,30 min内避免搬动老年人;⑦每日进行口腔护理,定期更换鼻饲管。

(4)睡眠指导:①睡觉前让老人先上洗手间,避免夜尿;②白天尽量根据老年人的兴趣爱好安排一些活动,避免白天睡觉时间过多;③如果老人误以为是日间,不要与其发生争执,可轻声安慰,再劝其入睡;④告知老人睡前4 h尽量不要进行锻炼,不要大量进食,以免影响入睡;⑤调节室温至合适的温度,打开夜灯、放好让老人有安全感的物品;⑥尽可能给老人设定规律的睡眠时间,每晚睡前按顺序做同样的事情,如洗漱、刷牙、听舒缓的音乐。

(5)排泄指导:①养成定时排便的习惯。对于长期卧床者,可协助做腹部顺时针按摩以预防便秘。②厕所有扶手等支撑物设计,地面防滑无台阶,室内光线充足,有条件者可安装呼叫设施。③动作要缓,避免排泄时间过久引起晕厥甚至发生脑血管意外。排泄完做好清洁,保持皮肤干燥。④老年人如有尿失禁或大便失禁,需经常询问或检查尿垫,以免长时间皮肤潮湿,引发炎症或皮肤破损。⑤更换尿垫时动作轻柔,避免吹对流风,注意保暖。⑥留置导尿管者,每日用清水冲洗会阴,保持尿袋低于膀胱位置,防止尿液逆流。

(6)自我照护能力训练:尽可能为失智失能老年人提供自我照护的机会,鼓励其参与生活能力训练,如洗漱、穿脱衣、进食、如厕等,维护老人自尊。对完全不能自理的老年人,每2小时协助其翻身,及时补充营养,防止压伤、感染、肌无力等并发症发生。

(7)用药护理:①尽量采取坐位,药物种类多时,应分次服,避免药物误入气管。②遵医嘱服药,不得擅自加减药物。③不可随意压碎药片或打开胶囊,以免影响药物吸收,或因过快进入血中产生不良反应。对昏迷的老年人,可将药物研碎溶于水,由胃管注入。④服药后,要观察老年人反应,如有不适,应及时咨询就医。⑤对失智或伴有抑郁症或自杀倾向的老年人,一定要妥善保管药物,避免老年人误服药物。必要时照护者全程陪护,以免错服或漏服药物。

(8)皮肤护理:①压力性损伤多发生于无肌肉包裹或肌肉层较薄、缺乏脂肪组织保护又经常受压的骨突处。如骶尾部、髋部、坐骨结节、足跟及外踝等。②定时观察皮肤,保持皮肤干燥、清洁。当皮肤受到汗液、大小便等浸渍后,要马上擦洗干净。使用柔软的湿巾或棉布来擦拭皮肤,减少对皮肤的损伤。③定时翻身。长期卧床者,需要至少每

2小时更换一次体位,减少对骨突出处的压力。④支撑面的应用。在骨隆突受压部位可使用体位垫、软枕等,有条件时可使用充水床垫、交替充气式床垫等器具。

(9) 安全护理:①营造安全且相于固定的居住环境,将室内常用的生活用品摆放于看得见的地方,地面要防滑,洗澡水和饮用水的水温要适宜,防止发生烫伤。②户外活动时,选择合适的交通工具,必要时佩戴写有联系人姓名及电话的标识物。③当老人出现情绪激动或实施暴力行为时,照护者要保持镇静,找出诱发行为的原因后采取舒缓措施,避免以暴制暴。

(10) 心理护理:①失能失智老年人常有自卑、无价值感、敏感与多疑、固执与刻板、孤独与寂寞等特点,故应鼓励其参与力所能及的家庭活动、社交,也可以组织康复期的老人参加社会公益性活动,使老人的生活变得充满乐趣和意义。②家人多陪伴和关心老人,让其感受到家庭的温馨和快乐。③指导老人的照护者及家属学会自我放松、舒缓情绪的方法。利用社区居委会、社区卫生医疗机构、医院等资源,与其建立联系并获取支持。

3. 预防及健康指导

(1) 跌倒的预防及健康指导:①生活方式的改进,穿着合适的衣服和合脚的鞋子。裤子长度在脚踝之上,以免绊倒。走路步态要稳。②服特殊药物或有重心不稳的老人,可使用拐杖、轮椅等辅助工具,使用轮椅前先检查刹车、轮胎、踏板等的质量。视听障碍的老人可选择佩戴视力补偿设备、助听器等。③如有烦躁不安、意识不清时,拉起床挡,必要时进行约束。④对于发生跌倒的老人,不要随意挪动,初步判断其意识状况、有无骨折及外伤出血等。如一般情况良好,无异常后可起立休息。如出现呼之不应,意识不清,或心慌冷汗、肢体发麻等症状,立即拨打120急救电话。

(2) 坠床的预防及健康指导:①评估坠床危险因素。如床高不合适、床破旧损坏或使用气垫床等环境因素,青光眼、耳疾、体位性低血压等疾病因素,以及药物或心理因素等,给予对因指导。②调整环境。睡床要坚固,高低宽窄适宜,床垫防滑,配有床挡和护栏。卧室光线充足,夜间开地灯。③固定床边物品位置,方便拿取,避免杂物过多。④加强沟通交流,强调预防坠床的注意事项。⑤醒后半分钟再坐起,坐立半分钟后再站立,站立半分钟后再行走。

(3) 走失的预防及健康指导:①失能失智老年人身体机能衰退,记忆力和方向感也会下降,更容易迷路或走失。②制作卡片或手环。在老年人衣服上或者随身携带的物品上挂上标识牌或防丢手环,备注家人联系方式、住址等信息。③使用智能定位器。安装在老年人的身上或者携带的物品上,可实时获取老年人的位置。④外出陪同。老年人外出时,照护者应陪同。⑤多与老人沟通。了解老人的思想、身体和生活情况,增强老人的安全感和归属感。⑥定期给老人拍照。一旦走失,能及时向警方、媒体及搜寻人员提供老人最近的照片,有助于他们确认信息。⑦一旦发现老人走失,要第一时间报警。

(4) 噎食的预防及健康指导:①评估噎食的危险因素。有无牙病或牙齿残缺、咀嚼功能下降、咽喉或食管的退行性改变、脑部疾病等。②适当选择食物性状和饮食方式,如向轻度吞咽障碍者提供糊状流质或半流质食物,对昏迷者可改为鼻饲饮食。③养成良好的进食习惯,进食时不讲话,细嚼慢咽,汤饭搭配。④进食、翻身时如出现剧烈咳嗽,要立即侧卧或头偏向一侧,检查并清除口腔异物。⑤服用精神类药物者进食较慢,不宜催促。⑥发现失能失智老年人在进食过程中如突然出现呛咳、呼吸困难、双手乱抓、面色青紫等症状,则可能出现噎食而引起窒息,需要迅速清除口腔内积存的食物,对于意识清醒者,鼓励其用力咳出食物。必要时采取海姆利希手法急救。如上述方法不奏效,立即拨打急救电话。

4. 康复护理

(1)气道康复护理:①有效咳嗽的体位。协助老年人取坐位,两腿上放置一枕头,顶住腹部,咳嗽时身体前倾,头屈曲,张口咳痰。患者取侧卧位时,深屈膝,利于增加腹压咳痰。②有效咳嗽方法。咳嗽前深呼吸数次,屏气 3 s,再张口,腹肌用力做爆破性咳嗽 2~3 声,缩唇将余气呼出。再缓慢深吸气,重复如上动作。连续做 2~3 次后休息。③叩击排痰技术。如老年人自主无力排痰,照护者手掌呈空杯状,以手腕力量,从肺底自下而上,自外而内,有节律地叩击胸壁。叩击排痰在餐后 2 h 及餐前半小时完成,每次叩击 5~15 min。

(2)良肢位摆放:详见第二章中有关体位护理技术的内容。

(3)言语障碍康复护理:①选择安静、相对独立且可让老人集中注意力的场所进行训练。②在老年人精神状态较好时训练,每次训练 30 min 为宜。③语音训练:让老人先学习正确的构音动作,熟悉动作后再轻声发目的音,先从元音开始,然后是辅音,后再将元音和辅音合成单音节,再慢慢过渡到复杂音节、词语及句子水平。多沟通交流,从封闭式提问到开放式回答,给予鼓励和表扬。

📖 拓展阅读 3-4　日常生活能力量表

📖 拓展阅读 3-5　鼻饲饮食护理要点

第四节　社区其他人群健康护理

一、社区精神障碍人群护理

精神障碍又称精神疾病,是在各种因素的作用下(包括各种生物学因素、社会因素等)造成大脑功能失调,而出现感知、思维、情感、行为、意志及智力等精神运动方面的异常,需要用医学方法进行治疗的一类疾病。

我国现有精神疾病患者 1 亿以上,其中重症精神疾病患者约 1600 万。精神疾病在我国疾病总负担中排名居首位,约占疾病总负担的 20%。随着人们对精神服务的需求不断增加,精神障碍患者住院费用增加,康复出院的精神障碍患者在社区得不到连续的照护,这些问题都需要社区精神卫生保健服务来解决。通过社区精神卫生保健服务可以充分利用社区资源,满足社区的心理精神卫生服务需求,协助社区群体解决生活等方面的问题,增进心理健康和促进精神疾病的防治与康复,提高社区人群的生活质量。因此,社区精神疾病的预防、治疗、康复和社会适应的统筹安排管理是社区精神障碍管理的重点。

(一)重性精神障碍概述

重性精神疾病是指精神疾病症状严重,导致患者社会适应等功能严重损害、对自身健康状况或者客观现实不能完整认识,或者不能处理自身事务的精神障碍。发病时,可能导致危害公共安全、自身和他人人身安全的行为,是一类复发率高、致残率高的慢性迁延性疾病。《严重精神障碍管理治疗工作规范(2018年版)》将精神分裂症、分裂情感性障碍、偏执性精神病、双相(情感)障碍、癫痫所致精神障碍、精神发育迟滞伴发精神障碍这6类重性精神疾病列为社区重点管理项目。本章将以精神分裂症为代表介绍其社区管理和社区康复护理。

精神分裂症是一组病因未明的严重精神障碍。多起病于15~25岁青年人,常有感知、思维、情感、行为等方面的障碍和精神活动的不协调,常可发展为精神活动衰退。早期主要表现为性格改变,如不理睬亲人、不讲卫生、对镜子独笑等。病情进一步发展后,即表现为思维紊乱,患者的思考过程缺乏逻辑性和连贯性,言语零乱、词不达意,其中妄想与幻觉是精神分裂症比较典型的症状。

(二)社区管理

社区精神障碍者的社区组织管理方法为三级管理制,即市级、区县级和基层,包括市精神卫生保健所(中心)、区县级精神卫生保健所、基层街道医院或乡镇卫生院设置的精神科。加强对社区精神病患者的管理工作,建立有效的社区防治监控网络,不仅是今后精神卫生工作的重点,还是预防和避免精神病患者暴力行为出现的最重要手段。

1. 信息管理　基层医疗卫生机构应当在5个工作日内接收由精神卫生医疗机构转来的严重精神障碍患者报告卡或出院信息单。对本辖区患者,及时建立或补充居民个人健康档案(含个人基本信息表和严重精神障碍患者个人信息补充表),10个工作日内录入信息系统。对于住址不明确或有误的患者,5个工作日内联系辖区派出所民警协助查找;对于仍无法明确住址者,将其信息转至县级精神疾病防治机构。

2. 社区随访　社区医生通过预约就诊、电话随访、家庭访视等多种途径对患者进行随访,依病情变化情况及时调整随访周期,每年至少随访4次。随访内容包括:危险性评估、精神症状、服药情况、药物不良反应、社会功能、康复措施、躯体情况、生活事件等。

3. 社区干预　社区医生根据患者危险性评估分级、社会功能状况、精神症状评估、自知力判断,以及患者是否存在药物不良反应或躯体疾病情况,对患者开展分类干预。

(1)病情稳定患者:指危险性为0级,且精神症状基本消失、自知力基本恢复、社会功能处于一般或良好,无严重药物不良反应、无严重躯体疾病或躯体疾病稳定、无其他异常的患者。要求社区医生继续执行上级医院制订的治疗方案,3个月时随访。

(2)病情基本稳定患者:指危险性为1～2级或精神症状、自知力、社会功能状况至少有一方面较差者。社区医生应首先了解患者是否按医嘱规律服药,有无停药、断药现象。其次判断是病情波动或药物疗效不佳,还是伴有药物不良反应或躯体症状恶化。若判断为病情波动或药物疗效不佳所致者,社区护士应在专业医师指导下采取在规定剂量范围内调整现用药物剂量和查找原因对症治疗的措施,2周时随访;若处理后病情趋于稳定者,可维持目前治疗方案,3个月时随访;未达到稳定者,应当建议其到精神卫生医疗机构复诊调整治疗方案,1个月时随访。

(3)病情不稳定患者:指危险性为3～5级或精神症状明显、自知力缺乏、有严重药物不良反应或严重躯体疾病者。若患者突发紧急情况,社区医护人员在做好自我防护的前提下,对其处理后立即转诊到精神卫生医疗机构,并于2周内随访了解其治疗情况。对于未能住院或转诊的患者,联系精神科医师进行应急医疗处置,并在村(居)民委员会成员、民警的共同协助下,至少每2周随访1次。

(4)其他:如患者既往有暴力史、有滥用酒精(药物)、被害妄想、威胁过他人、有反社会行为,情绪明显不稳或处在重大压力之下等情况,应当在村(居)民委员会成员、民警的共同协助下,开展联合随访,并增加随访频次。

📖 拓展阅读3-6　危险性评估分级

📖 拓展阅读3-7　《严重精神障碍管理治疗工作规范(2018年版)》

4. 健康体检　在监护人和患者本人同意后,依据病情,对患者每年进行一次免费健康体检,检查项目包括一般体格检查、体重、血压、血糖、血常规、肝功能检查、肾功能检查等。

此外,基层医疗卫生机构还应积极配合开展严重精神障碍疑似患者筛查;及时转诊病情不稳定患者;协助精神卫生医疗机构开展应急医疗处置;组织开展辖区精神卫生健康教育、政策宣传活动;优先为严重精神障碍患者开展家庭医师签约服务。

(三)社区康复护理措施

重性精神障碍复发率高达30%～50%,为预防疾病复发、维持患者既有的功能且发挥潜能、增强适应社区生活的能力,进而提升其生活品质。社区护士要尽可能地减轻患者的精神障碍残疾程度,使其更好地适应社会,恢复劳动能力。社区护士应关注患者的治疗情况,观察其病情变化,及时发现患者的暴力行为,避免其对自身、家庭及社会造成伤害。

1. 沟通交流　指导家属给予患者最大的心理支持,帮助其正确认识自己的疾病。家属应理解、关心、爱护患者,多与患者进行交谈。交谈时态度要亲切,讲话要缓慢、平和。

2. 生活护理　饮食要做到有规律,营养均衡,避免进食不足或进食过量。为患者创造良好的睡眠环境,避免强光及噪声;睡前禁浓茶、咖啡及避免参加容易引起兴奋的谈话或活动;有失眠现象发生时,应寻找原因,及时给予安慰和帮助。若睡眠情况仍无好转,家属应及时送患者到门诊随访治疗,以利于及时控制病情,防止复发。

3. 居家服药护理　对精神障碍者的服药护理是家庭康复护理中的一个关键问题,也是预防疾病复发的重要措施。

(1)药物保管:家属应妥善保管好药品,药品不能全部交给患者,以防其一次性吞服,造成不良后果。

(2)药物检查:每次给患者服药前需要核对药名、规格、剂量,看患者当面服下后方可离开,必要时检查患者口腔及咽部,以防患者吐药或藏药。

(3)拒绝服药:对于拒绝服药的患者,要找出其拒绝服药的原因,耐心地劝说,或将药物研成粉末混合在食物中让患者吃下,待患者合作后,再改为患者口服。

(4)注意观察服药后不良反应:如患者服药后出现嗜睡、动作呆板、便秘、流涎、肥胖等情况,是轻微的不良反应,无须特殊处理。如出现头颈歪斜、坐立不安、四肢颤抖这些症状,则是较重的不良反应,这时就必须在医生的指导下调整服药剂量。

4. 安全护理　患者受疾病的影响会产生幻觉、妄想等,可能做出伤害自己或他人的行为,有些患者不承认有病而不愿住院或留在家里,常伺机外走。因此,患者的安全管理显得十分重要,应指导家属注意以下事项。

(1)当患者病情处于不稳定阶段时,要保持房间门窗完好,安排专人看护,尤其是有严重自杀企图和外走念头的患者。注意观察患者的情绪变化及异常言行,如抑郁型精神病患者,在恢复期自杀率较高,如果发现抑郁状态突然明显好转,更应严密观察,警惕患者自杀。

(2)对患者生命可能造成威胁的物品不能带入患者的房间或活动场所,如金属类的小刀、剪刀、铁丝、各种玻璃制品、绳带等;洗脸毛巾尽量使用短的毛巾或方巾,避免患者自缢。

(3)家属应密切注意患者的病情变化,一旦发现患者有反常现象,不能自控,对自己或他人构成威胁时,要进行控制和约束。

5. 社会功能康复　在对患者进行药物治疗的同时,应对患者进行生活技能的康复训练;营造良好的社区氛围,理解、接纳和支持患者,鼓励患者多与他人交往,适当参加社会活动,防止其社会功能衰退;通过工娱治疗、社区技能训练、人际交往能力训练等,促进患者早日回归社会。

(1)工娱治疗:通过安排患者参加某些工作、学习、娱乐、音乐、体育等活动,塑造充满活力的社区康复环境,协助药物治疗,促进患者精神康复。

(2)社会技能训练:社会技能训练是为患者修复或重建职业技能,谋求或维持适当职业的过程,提高患者生活、学习、工作等方面的行为技能,促进其尽早参与社会活动及独立生活。目的是使患者充分发挥个人的潜能,恢复为社会做贡献的能力,以实现其人生价值和维护其人格尊严。

（3）人际交往能力训练：是一种系统的心理治疗，旨在通过一系列的教育、辅导和实践活动，帮助个人提升在人际交往中所需的各种能力。这种训练力图增加患者的语言性和非语言性社交行为，提高社交感觉和判断的准确性。具体做法可以采用如下办法：①社交模拟训练；②角色扮演；③正性强化法；④生活实践。

二、社区残疾人护理

残疾人是指在心理、生理、人体结构上，某种组织、功能丧失或者不正常，全部或者部分丧失以正常方式从事个人或社会生活能力的人。据估计，世界人口中至少有 10% 的人带有残疾。根据中国残疾人联合会在 2024 年 4 月发布的《2023 年残疾人事业发展统计公报》显示，截至 2023 年，全国各类残疾人为 8 550 万人，占全国人口的 6.21%，全国 60 岁及以上的残疾人口达到 4 416 万人。调查数据显示，残疾人中有医疗服务与救助需求的占 72.78%，但是曾接受过医疗服务与救助的仅有 35.61%，与残疾人的需求相比，已经提供的服务非常有限。护理人员需要学习有关残疾预防和康复的知识，了解残疾人康复服务的主要技术与方法，进一步扩大残疾人护理服务供给。

（一）残疾人分类与分级

根据《残疾人残疾分类和分级》国家标准（GB/T 26341—2010）进行划分。

1. **分类** 可分为视力残疾、听力残疾、言语残疾、肢体残疾、智力残疾、精神残疾和多重残疾。

2. **分级** 按残疾程度分为四级：残疾一级（极重度）、残疾二级（重度）、残疾三级（中度）、残疾四级（轻度）。

（二）社区残疾人管理

为使广大残疾人切实享受方便、可及的社区卫生服务，国家卫生健康委员会积极推进残疾人家庭医生签约服务。

1. **残疾人家庭医生签约团队构成** 由家庭医生、社区护士、社区（村）残疾人专职委员构成，可以吸收公共卫生医师、康复医师、康复治疗师、社会工作者等进入团队。家庭医生是团队的领导核心，协调团队成员分工协作，为签约残疾人提供基本医疗卫生服务、基本公共卫生服务及约定的健康管理服务、转介服务等。

2. **团队职责分工**

（1）家庭医生：为残疾人提供建立健康档案、常见病及多发病的诊治、慢性病管理、健康体检、健康咨询、转诊等基本医疗卫生服务及公共卫生服务。家庭医生所在基层医疗卫生机构不能满足残疾人的康复需求时，协调社区（村）残疾人专职委员，做好转介服务。对于一、二级残疾人，应根据团队服务能力上门为其提供签约、基本医疗、康复护理等服务。

（2）社区护士：主要工作内容包括协助家庭医生建立健康档案、预约就诊、诊前诊后服务、老年人健康管理、健康体检和健康咨询等，提供医疗护理、家庭护理指导、慢性病高危人群非药物干预等服务。教会残疾人自我护理方法，提高其日常生活自理能力；提高残疾人的安全意识和自我保护能力；指导家属学会观察和处理常见的健康问题，如呼吸道问题、排便问题、排尿问题等，向其讲解压疮预防的相关知识和简单的护理技术。

在为残疾人提供服务的过程中，社区护士要充分体谅残疾人的困难，运用沟通交流技巧，为其提供方便、优质的服务。针对不同的残疾类型，在护理服务过程中应注意以下问题。

（1）肢体残疾：为此类残疾人服务时，给予关注的同时需了解残疾人及家属的康复护理知识水平，根据病情和功能状况提出预防并发症的建议和方法。

（2）视力残疾：为此类残疾人服务时，要详细介绍机构内的环境和布局。指导残疾人及监护人掌握正确的服药方法，避免因视力残疾而发生跌倒、损伤及服错药物等情况。

（3）听力残疾：为此类残疾人提供服务的过程中，在说话时要让残疾人看清口型以方便其阅读唇语。对于识字的残疾人可通过纸笔交流，注意字迹清晰。

（4）言语残疾：为此类残疾人服务时，可用图示、选择的提问方式，确认残疾人所要表达的准确意思后再进行下一步的治疗。

（5）智力残疾：为此类残疾人服务时，由于患者不能准确地表达主诉，故应与其监护人充分沟通，以免延误病情。

（6）精神残疾：为此类残疾人服务时，要避免言语、行为刺激，发现问题时应及时与团队成员沟通，鼓励其参加社会活动。

（三）肢体残疾的护理

1. 环境改造　由于肢体残疾人行动不便且常需使用辅助器具，因而以安全为主且方便残疾人生活的无障碍环境尤为重要。如安静、清洁、舒适的居家环境，以满足其个人各项生理需求。有条件者可创造康复环境，以便实现康复目标。

2. 日常生活能力康复训练　日常生活能力康复训练是为使肢体残疾者在家庭和社会中尽量不依赖或部分依赖他人而完成各项基本活动。主要是指导残疾者进行床上活动、移动体位、饮食、更衣、沐浴、排便、生活物品使用、轮椅使用等训练活动。教导残疾人及家属掌握提高日常生活能力的护理方法。

3. 康复功能训练　为肢体残疾患者提供社区康复护理的目的是预防功能障碍加重。早期进行功能训练，可以预防残疾的发生与发展；后期进行功能锻炼，可以最大限度保持和促进机体功能恢复。

（1）良肢位的摆放：指导患者卧床的同时保证肢体正常地处于机械功能的位置。

（2）关节被动运动：对所有患肢都要进行关节被动运动训练，防止关节萎缩和畸形的发生。

（3）呼吸与排痰训练：对于颈髓受损、呼吸肌麻痹的患者，应协助并指导其适量地进行腹式呼吸运动及咳嗽，并同时进行适量的体位呼吸与排痰训练，开展呼吸功能训练。

（4）进食吞咽训练：包括康复患者食物种类的选择，进食餐具的选择，以及吞咽功能的训练等。

（5）排泄物的处理：采用留置引流管导尿后应定期更换，训练患者排尿动作并记录出入量。

（6）假肢、矫形器和其他辅助医疗器具的使用情况监督：社区护士应当熟悉或准确掌握它们的性能、使用技术方法及注意事项，协助医生监督和保护每个患者顺利地完成特殊动作，发现问题时应及时予以处理并加以纠正。根据脊髓损伤患者损伤及恢复水平的不同，协助康复师通过相关康复治疗仪器对患者开展康复功能训练。

4. 心理护理　残疾人有复杂、特殊的心理活动，包括精神、心理和行为异常。应针对其处于不同阶段的不同表现，提供相关的心理护理，通过语言、神情或肢体等形式进行交流，使残疾人感受到自身是被接受与被尊重的个体，给予其精神上的鼓励和支持，帮助其重塑人格，建立康复信心，促进心理健康。

（四）社区残疾三级预防

1. 一级预防　可以有效预防75%的残疾发生。健康宣教内容如下：①预防先天性残疾，做好优生优育咨询、围生期保健等。②出生后的免疫接种，生命各个时期的健康教育，保持健康的生活方式（如合理营养、适当运动、限制烟酒、作息规律等），控制危险因素（如戒烟、禁酒、控制体重、控制血脂、减轻精神压力等）。③保持心理平衡，减轻精神压力；避免心理、行为过激反应，预防抑郁、焦虑及其他精神障碍和身心疾病。④预防致残性外伤，包括避免引发伤害的危险因素，预防意外伤害。

2. 二级预防　在残损发生后所采取的预防，只有25%的预防作用。健康宣教内容如下：①定期检查以发现疾病，如筛检新生儿听力、视觉等，早期检查有无高血压、糖尿病、心脏病、代谢障碍等。②早期医疗干预。对各种疾病做到早发现、早诊断、早治疗；促进病伤残的痊愈，预防各种并发症。③早期康复治疗。采取有效的功能训练（如物理治疗、作业治疗、言语训练等），及时给予心理辅导，促进身心功能恢复或改善。

3. 三级预防　是指在残疾出现后，采取积极有效的措施（如替代或适应），预防残疾发展为残障，最大限度地提高患者的生活自理能力和改善其生存质量。

（五）残疾人转介服务

开展与上级医院的双向转介服务。一方面将机构内病情稳定的康复对象及时向社区转介，使其在社区内接受进一步或后续的康复；另一方面在社区康复中存在难以解决的问题或经过社区康复治疗效果不理想的对象，适时向上级医院康复科或康复医院转诊。转介服务是社区康复可持续发展的保障。

2010年WHO出版《社区康复指南》，同济医学院获得翻译授权后于2011年出版了中文版。社区康复（community-based rehabilitation，CBR）是WHO于1978年在《阿拉木图初级卫生服务国际会议宣言》之后发起的。社区康复作为一种策略，在发展中国家促进残疾人得到康复服务。指南为社区康复管理者提供了如何建立社区康复计划，并确保残疾人及其家庭成员能够得到卫生、教育、就业及社会层面的服务的实际建议。指南的一个重点在于促进残疾人与其家庭成员及社区在所有发展与决策过程中能融入与参与。指南还鼓励对社区康复计划进行评估及对社区康复的效果及效率做不同方面的进一步的研究。

　　拓展阅读3-8　《中国康复辅助器具目录(2023年版)》

数字课程学习

　　○教学PPT　○导入案例解析　○复习与自测　○更多内容

第四章 社区健康教育、健康促进与健康管理

章前引言

　　人民健康是民族昌盛和国家富强的重要标志,预防是最经济且最有效的健康策略。2016 年党中央、国务院做出健康中国战略的重大决策部署,发布《"健康中国2030"规划纲要》,提出了健康中国建设的目标和任务。强调坚持预防为主,倡导健康文明生活方式,预防控制重大疾病。健康教育与健康促进在健康中国行动中是最基础的工作。健康教育与健康促进将在社会动员,强化政府、社会、个人责任,普及健康知识,引导群众建立正确的健康观,加强早期干预,形成有利于健康的生活方式、生态环境和社会环境,促进大众健康方面发挥积极作用。健康教育与健康促进,二者相互联系、相互促进,而且与健康管理也不可分割。

· 学习目标 ·

1. 掌握社区健康教育、健康促进和健康管理的基本概念。
2. 了解社区健康教育的相关理论和健康促进基本策略。
3. 掌握社区健康教育及健康促进的基本方法。
4. 学会社区健康促进评估方法和评估的常用指标。
5. 熟悉社区健康管理内容与基本步骤。
6. 了解并运用各种健康风险评估工具,对社区居民的健康状况进行全面、准确的评估。

思维导图

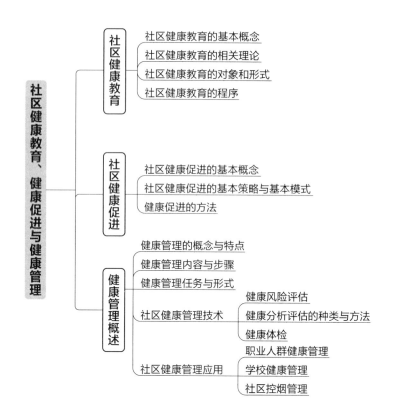

案例导入

某幸福社区总人口为 87 145 人,其中 60 岁以上人群为 28 092 人,占 32.24%。居民健康观念陈旧,认为"无病状态就是健康",保健意识淡薄,不愿 "浪费"时间接受健康管理。该社区居民的高血压患病率为 31.6%,高于全国成 人高血压患病率。多数居民饮食偏咸,对高血压疾病相关知识了解不够,缺乏自 我保健的意识。该社区高血压患者约为 27 537 人,老年高血压患者疾病知晓率 及控制率不佳。

请思考:

1. 该社区如何开展以知识讲座为主的社区健康教育活动?

2. 社区护士如何制订改善老年高血压患者疾病知晓率及控制率的健康促进 策略?

第一节　社区健康教育

一、社区健康教育的基本概念

健康教育是指通过有计划、有组织、有系统的信息传播和行为干预,帮助个人和群体掌握卫生保健知识、树立健康观念,自愿采纳有利于健康的行为和生活方式的教育活动和过程。

社区健康教育是社区卫生工作者动员居民参与社区健康管理,提高防病治病意识,掌握防病治病知识的主要手段,也是我们对社区居民健康档案尤其是社区慢性病档案进行管理的"前奏曲"或"引子",它是解决居民"无病防病、小病早治、大病防残、慢病防变"的最好办法。

二、社区健康教育的相关理论

健康相关行为理论是研究个体和群体行为发生、发展和变化规律的理论。护士在其指导下,能够更合理、更有效地进行健康教育,促使社区居民采取有益的健康行为。常用的健康行为理论有以下几种。

1. 知信行模式　是改变人类健康相关行为的模式之一,该理论将人类行为的改变分为获取知识、产生信念和形成行为三个连续过程。其中,"知"是指对相关知识的认识和理解,"信"是指正确的信念和积极的态度,"行"是指行动。这个理论中的三个要素之间是存在辩证关系的,知识是行为改变的基础,信念和态度是行为改变的动力。

2. 健康信念模式　是指个体为维持或促进健康,达到自我满足、自我实现而采取的行为与信念,包括疾病知识知晓程度、健康知识掌握程度等几个方面。健康信念模式对人们的健康状况有重要的影响。该模式认为健康行为来自心理和社会因素的共同影响,它的核心部分是一套关于健康意识和健康的个人信念,这些信念调节着人们对疾病威胁的感知,从而影响他们执行健康行为的可能性。

3. 计划行为理论　是社会心理学中最著名的态度行为关系理论,该理论认为行为意向是影响行为最直接的因素,行为意向反过来受行为态度、主观规范和知觉行为控制的影响。行为态度、主观规范和知觉行为控制是决定行为意向的3个主要变量,通过三者的变化可以直接预测个体的行为意向。而行为意向的改变又最终影响人们执行行为的意图。目前,计划行为理论在国外已被广泛应用于多项行为领域的研究。

三、社区健康教育的对象和形式

(一)社区健康教育的对象

社区健康教育的对象是辖区内的全体居民,包括社区所辖各机构单位、学校、商业及其他服务行业的从业人员。在进行社区健康教育时，为了使健康教育的内容更有针对性，可将社区居民分为以下四类。

1. **健康人群** 在社区中所占比例最大，由各年龄段的人群组成。健康人群中不乏亚健康的个体，由于疏于体检而未及时发觉健康问题。针对该人群的健康教育应侧重于卫生保健知识，帮助他们维持良好的生活方式。

2. **高危人群** 是具有某些潜在患病风险的人群组合。该群体是社区健康教育的重点人群，包括处于特殊时期的群体，如孕妇、婴幼儿、老年人等。

3. **患病人群** 是指已经处于某种急、慢性疾病状态下的患者。根据疾病的进展分析，该人群可进一步细分为临床期、恢复期、残障期及临终期。

4. **患者家属及照顾者人群** 患者家庭成员及照顾者承担着疾病照护及居家护理的重要任务，是社区健康教育工作容易忽视的群体。针对该群体的健康教育除了指导其正确进行居家疾病护理外，更应注重帮助家属做好自身保健及心理调适。

（二）社区健康教育的服务形式

1. **语言健康教育**

（1）知识讲座：是最常用的社区健康教育方法，主要是依靠社区护士运用语言，有组织、有系统地向社区居民传授健康理念及保健知识。

（2）健康咨询：是指经过培训的社区护士或医生根据咨询对象的健康状况、生活习惯、居住环境和卫生保健水平等，为咨询者分析可能发生的医学问题和健康风险，提供预防或检查的方法、意见或建议，从而促进咨询者的健康。

（3）小组座谈：是指小组成员在主持人的带领下，围绕某个问题进行讨论。小组座谈的优势在于实用性强，通过面对面的交流，可较为深入地获取调查对象的信息。由于小组座谈的效果在很大程度上取决于主持人的水平和技巧，因而所得结果具有主观性。

2. **文字健康教育**

（1）知识手册：是健康教育常见的工具，一般是指用于介绍某种疾病知识或健康保健的简明摘要书，是一种便于浏览、翻阅的小册子。

（2）墙报、宣传画：常见于社区公共场所，覆盖面广，醒目明了。由于版面的限制，墙报和宣传画不能对居民进行详细的健康教育。

（3）新媒体、互联网健康教育：以数字技术为代表的新媒体及互联网，其最大的特点是方便快捷、广泛交互。社区护士可利用这种网络化的途径，进行健康信息的传播、咨询及在线互动。常见的健康教育网络平台有网络课程、微课、微博、微信等。

四、社区健康教育的程序

1. **评估居民的健康需求** 评估是社区健康教育的第一步，社区居民的健康教育需求可从以下几个方面体现，即一般情况、生理状况、心理状况、生活方式、家庭状况和医疗卫生服务资源等。

2. **做出社区健康教育诊断** 社区护士通过对健康教育评估收集的资料进行整理

和分析,针对社区居民的健康需求,列出现存的或潜在的健康问题,分析健康问题产生的主要原因和影响因素。对于健康教育诊断的阐述,可采用"健康问题:原因"的方式表达,如"肥胖:与缺乏运动有关"。

3. 制订社区健康教育计划　制订的社区健康教育计划包含教育活动的内容、方式及实施步骤等。首先应设定目标,社区健康教育目标可分为总体目标和具体目标,具体目标又可细分为教育目标、行为目标和健康目标3个方面。其次,社区护士还应制订评价方案,以便及时对项目计划进行评价和优化。

4. 实施社区健康教育计划　社区健康教育计划的实施可归纳为5个主要环节,也称为SCOPE模式,包括制订工作进度表(schedule)、控制实施质量(control of quality)、建立实施工作的组织及管理体系(organization)、培训工作人员(person)、准备所需的物资(equipment)。

5. 评价社区健康教育的效果　社区健康教育评价是社区健康教育项目实际执行情况与预期设定目标的比较。评价是一个系统收集、分析资料的过程;是一种为社区健康教育者提供决策依据的管理工具;也是检验、控制和保证教育活动效果的重要措施。

　拓展阅读4-1　"健康中国2030"规划纲要

　拓展阅读4-2　社区健康讲座

第二节　社区健康促进

"健康促进"的概念源于1995年WHO在西太平洋地区办事处发表的《健康新地平线》。健康促进是促进人们控制影响健康的因素,维护和提高自身健康能力的过程,是协调人类与环境之间的战略,规定个人与社会对健康所负的责任。健康促进也可以定义为以健康教育、组织、立法、政策和经济等综合手段对健康有害行为和生活方式进行干预,创造良好的社会和生态环境,以促进人类的健康。

　拓展阅读4-3　《中华人民共和国基本医疗卫生与健康促进法》

一、社区健康促进的基本概念

1. 公共环境　是相对于作为社区主体的社区居民而言的,它是社区主体赖以生存及社区活动得以产生的自然条件、社会条件、人文条件和经济条件的总和。社区由于所处的地理位置不同,会呈现出不同的生态环境,如空气质量、气候条件、日照时间、绿地范围及饮用水质等,这些因素构成了社区环境的生态要素。

2. 居民流行病学　是研究特定人群中疾病、健康状况的分布及其决定因素,并研究防治疾病及促进健康的策略和措施的学科。该定义的基本内涵包括:①以人群为研究对象;②研究健康和疾病状态的分布和影响因素;③为控制疾病及促进健康提供科学依据。

二、社区健康促进的基本策略与基本模式

第一届国际健康促进国际会议于 1986 年 11 月 21 日在加拿大渥太华召开并发表了《渥太华宪章》,以期望 2000 年和更长时间实现人人享有卫生保健的目标。本届会议提出了健康促进的五点策略。

(一) 健康促进的基本策略

1. 制定健康的公共政策　健康促进超越了保健范畴,它把健康问题提到了各个部门、各级领导的议事日程上,使他们了解他们的决策对健康后果的影响并承担相应的责任。

2. 创造支持性环境　健康促进在于创造一种安全、舒适、满意、愉悦的生活和工作条件。创造支持性环境包括创造良好的自然、人文环境,以及保护自然资源。

3. 强化社区行动　健康促进工作是通过具体、有效的社区行动,包括确立优先原则、做出决策、设计策略及其执行,以达到更健康的目标。

4. 发展个人技能　健康促进通过提供信息、健康教育和提高生活技能,从而支持个人和社会的发展。

5. 调整卫生服务方向　健康促进在卫生服务中的责任是要求个人、社区组织、卫生专业人员、卫生服务机构和政府共同承担。他们必须在卫生保健系统中共同工作以满足健康的需求。

(二) 健康促进的基本模式

健康促进的"Precede-Proceed 模式"是健康促进策略的设计模式中应用最广泛的模式。该模式由美国学者劳伦斯格林(Lawrence W. Green)首先提出。

Precede-Proceed 模式分为两个阶段:第一阶段又称 Precede 阶段,第二阶段又称 Proceed 阶段。根据 Precede-Proceed 模式,可将健康促进策略分为 9 个基本阶段(图 4-1)。

(1) 阶段 1　社会诊断。从评估目标人群的生活质量入手,评估他们的需求和健康问题。

(2) 阶段 2　流行病学诊断。通过流行病学调查确定目标人群特定的健康问题。

(3) 阶段 3　行为和环境诊断。进一步确认与步骤 2 相关的行为和生活方式及环境因素。

(4) 阶段 4　教育和组织诊断。通过倾向因素、强化因素、促成因素进行教学与组织诊断。

(5) 阶段 5　管理和政策诊断。评估与健康促进策略相关的政策或规章制度的合理性,并考量组织管理能力。

（6）阶段 6～9 评价阶段。"评价"不是 PRECEDE-PROCEED 模式的最后步骤，评价工作贯穿于模式始终，包括实施阶段、过程评价、影响评价和结局评价。

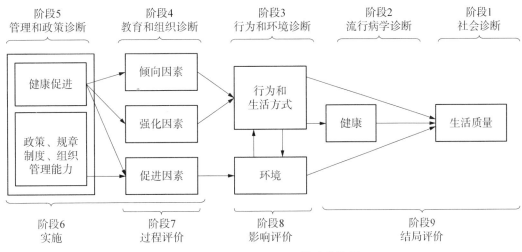

图 4-1 Precede-Proceed 模式结构图

三、健康促进的方法

（一）社区健康促进的评估方法

1. 公共环境评估方法

（1）水质：生活饮用水的水质应符合以下 4 项基本要求。①水中不得含有病原微生物和寄生虫虫卵，以保证不发生和传播以水为媒介的传染病。②水中所含化学物质及放射物质不得危害人体健康。③水的感官性状良好。④应经消毒处理并符合出厂水消毒剂限值及出厂水和管网末梢水消毒剂余量的要求。

（2）空气：目前常用的空气质量评估方法是空气污染指数，就是根据环境空气质量标准和各项污染物对人体健康、生态、环境的影响，将常规监测的几种空气污染物浓度简化成为单一的概念性指数值形式。空气污染指数的取值范围定为 0～500，划分为 0～50、51～100、101～200、201～300 和＞300，分别对应国家空气质量标准中日均值的 Ⅰ～Ⅴ级标准的污染物浓度限定数值。社区护士应配合居委会、环保部门等机构督促和指导社区居民采取低碳节能的生活方式。通过定期或不定期检查，切实将存在的大气污染隐患排查出来，防止污染事故发生。

（3）噪声：对人体最直接的危害是听力损伤。在通常情况下，环境噪声达 65 dB 以上，可干扰普通谈话；达 90 dB 以上时听力损伤检出率逐渐增高；而 140 dB 的强噪声，短期内则可造成永久性听力丧失。社区护士应引导居民对噪声污染引起重视，特别是孕产妇、儿童、老年人、患病者，可适当佩戴防声耳塞以减轻和延缓噪声损伤。

（4）辐射：可分为电离辐射和电磁辐射两大类。电离辐射对机体的损伤可分为急性放射性损伤和慢性放射性损伤。相对于电离辐射，社区居民更容易暴露在电磁辐射中。电磁辐射已被 WHO 列为继水源、大气、噪声之后的第四大环境污染源，而家用电器、手机、电脑等成为电磁辐射的最大来源。社区护士可指导居民充分认识辐射的健康危害，正确使用各种电器，保持一定的安全距离。

2. 居民流行病学评估方法

（1）现况研究：又称横断面研究，是在某一特定时间对某一特定范围内的人群，以个人为单位收集和描述人群的特征及疾病或健康状况。它是描述流行病学中应用最为广泛的方法。此研究所使用的指标是患病率。

（2）队列研究：是在一个特定人群中选择所需的研究对象，根据目前或过去某个时期是否暴露于某个待研究的危险因素，或根据其不同的暴露水平而将研究对象分成不同的组，如暴露组和非暴露组，高剂量暴露组和低剂量暴露组等，随访观察一段时间，检查并登记各组人群待研究的预期结局的发生情况，比较各组结局的发生率，从而评价和检验危险因素与结局的关系。

3. 居民流行病学评估常用指标

（1）出生率：一定时期内（通常指 1 年内）平均每千人中出生人数的比率。一般用千分率表示。计算公式：出生率＝年出生人数/年平均人数×1000‰。

（2）死亡率：通常是指"粗死亡率"。死亡率是指某一区域在一定时期内（通常为 1 年内）平均每千人中的死亡人数，计算公式：死亡＝（某期间死亡总数/同期该人群平均人口数）×1000‰。

（3）发病率：表示在一定时间内，一定人群中某病新发生的病例出现的频率。计算公式：发病率＝（某时期内某人群中某病新病例人数/同时期内暴露人口数）×K，其中 K 为 100%、1000‰、10 000/万或 100 000/10 万等。

（4）患病率：是指某特定时间内总人口中某病新旧病例之和所占的比率。计算公式：患病率＝（某时期内某人群中某病新旧病例人数/同时期观察人口数）×K，其中 K 为 100%、1000‰、10 000/万或 100 000/10 万等。

（5）感染率：是指在某个时间内能检查的整个人群样本中，某病现有感染者人数所占的比率。计算公式：感染率＝（受检者中阳性人数/受检人数）×100%。

（二）健康促进项目实施

健康促进是惠及全民的公共卫生策略，从实践层面需要基于不同场所组织实施健康促进的项目和常规工作。开展健康促进的基本场所包括学校、工作场所、社区、各级医疗机构，可以覆盖从儿童、青少年到劳动力人口及老年人的全人群。

1. 基于学校的健康促进　以小学、中学、大学的学生为目标人群，针对该人群的主要健康问题，如个人卫生、膳食营养、体力活动、性与生殖健康等，开展以健康教育课为主要干预策略的健康教育与健康促进活动。学校是进行健康教育效果最好、时机最佳的理想场所，它提供了一个创造健康未来的机会。基于学校的健康促进是学校健康教育与健康促进的深化，标志着学校已经将健康融入政策、环境和对学生全方位的影响中。

2. 基于工作场所的健康促进　以受雇佣的职业人群为目标人群,侧重于职业安全与健康、生活行为方式与慢性非传染性疾病预防等,从政策制度(如职业安全、体检、工间操)、环境改善(职业安全设施设备、食堂、医务室等)及员工健康教育等方面,依托企事业单位对劳动力人口开展健康教育与健康促进。

3. 基于社区的健康促进　以社区居民为目标人群,从整体上对社区人群的行为生活方式以及影响社区人群健康的环境因素进行干预,其范围和内容涉及妇女、儿童、老年人和残疾人等重点人群以及普通居民、家庭的健康,贯穿于人生各个阶段。通过社会/社区政策、社区生活与服务改善,促进社区预防服务质量的提高,是建设"健康社区"的有效途径。

4. 基于医院的健康促进　以患者和患者家属为主要目标人群,围绕疾病相关知识、诊疗知识、遵从医嘱、生活行为方式等开展健康教育,具体包括候诊教育、随诊教育、病房教育等。随着社会发展和人民健康需求的增加,基于医院的健康促进的工作范围不断扩展,包括通过官方网站向大众普及疾病相关知识、与媒体合作开展公众健康教育、深入社区指导患者健康管理等;而在"互联网＋"的时代,基于医院的健康教育与健康促进将有更广泛的实施空间。

第三节　社区健康管理

健康管理的思路和实践最早于20世纪60—70年代出现在美国,早期应用于医疗保险,医疗保险机构通过对其医疗保险客户(包括疾病患者或高危人群)开展系统的健康管理,达到有效控制疾病的发生或发展,显著降低出险概率和实际医疗支出,减少医疗保险赔付的目的。近些年来,随着人口老龄化和慢性病的疾病负担增加,健康管理已成为世界各国提高国民健康水平的重要举措。健康管理的策略、方法和技术正逐步应用于我国社区卫生服务之中,并不断发展、完善。健康是促进人的全面发展的必然要求,是经济社会发展的基础条件,是民族昌盛和国家富强的重要标志,也是广大人民群众的共同追求。

一、健康管理的概念与特点

健康管理是以现代健康概念和中医"治未病"思想为指导,运用医学、管理学等相关学科的理论、技术和方法,对个体或群体健康状况及影响健康的危险因素进行全面连续的监测、分析和评估,实现以促进人人健康为目标的新型医学服务过程。简单来说,健康管理是以人的健康为中心,长期连续、周而复始地进行"全人"、"全程"及"全方位"的健康服务的过程。

目前,对于健康管理的概念还没有统一和公认的定义。不同的专业不同的视角对健康管理的定义各有不同。从公共卫生的角度出发,健康管理是找出影响健康的危险因素,然后进行连续监测及有效的控制;从预防保健的角度出发,健康管理是通过体检早期发现疾病,并做到早期诊断和早期治疗;从健康体检的角度出发,健康管理是健康体检的延伸与扩展,健康体检和检后服务被视为健康管理;从疾病管理的角度出发,健康管理是更加积极主动地筛查与及时诊治疾病。

健康管理服务的特点是标准化、量化、个体化和系统化。健康管理的具体服务内容和工作流程必须依据循证医学和循证公共卫生的标准以及学术界已经公认的预防和控制指南或规范等来确定和实施。健康评估和干预的结果既要针对个体和群体的特征和健康需求,又要注重服务的可重复性和有效性,强调多平台合作提供服务。

二、健康管理的内容与步骤

健康管理的宗旨是有效地利用有限的资源来达到最大的健康效果,其主体是经过系统医学教育或培训并取得相应资质的医务工作者,客体是健康人群、亚健康人群(亚临床人群)以及慢性非传染性疾病早期或康复期人群。健康管理的具体做法是提供有针对性的科学健康信息、创造条件并采取行动来改善健康,重点是慢性非传染性疾病及其风险因素。

(一)健康管理的内容

1. 院前健康管理

(1)各级医疗机构开展以健康体检为主要手段的健康监测工作,通过对疾病的早期筛查,达到早发现、早诊断、早治疗的目的,实现对个体和人群的院前健康管理。

(2)各级医疗机构相关部门通过报纸、电视等媒体宣传手段对居民进行健康知识的普及。

(3)二、三级医疗机构的专家团队定期或不定期指导医联体内的社区和基层医疗机构做好服务人群的健康管理工作。

(4)社区医疗机构各部门对居民进行健康教育及健康干预,宣传医院开展的健康管理工作,以及健康保健和疾病相关知识,让健康管理工作走进基层、社区、家庭。在院前健康管理中,健康监测工作的开展尤为重要,定期监测可及早发现潜在的致病因素、早期病灶或功能异常等情况,是一种保障健康的有效手段。

2. 院中健康管理

(1)门诊工作人员:做好门诊人群的健康管理工作,包括:①为门诊就诊人群提供"一病两方",包括疾病治疗处方和健康教育处方,写明患者当时需要注意的事项,需要了解的健康知识及温馨提示等。②将门诊就诊患者的就诊信息及时录入患者的健康档案,内容包括患者的每次诊疗情况和健康危险因素的干预情况及患者就诊后的转归情况等。③对门诊就诊人群按存在健康危险因素的程度进行分类管理。

(2)相关科室:做好服务人群的健康指导和健康促进工作。

(3)临床科室:开展"一病两方"工作,并逐步将临床营养师加入其中,通过治疗膳食治疗或缓解疾病,增强其他治疗措施的临床效果,加速患者康复。

（4）其他:医院各科室做好医院内人群的健康管理工作,包括健康监测、评估、干预、追踪工作。在院中健康管理中,健康干预尤为重要。实施健康干预是将被动的疾病治疗变为主动的健康管理的过程,以达到节约医疗费用支出、维护健康和促进健康的目的,健康评估和健康干预是健康管理过程中重要的环节。

3. 院后健康管理

（1）临床科室制订随访和管理计划,并按计划落实每位出院患者的电话随访工作,坚持全程的健康监测和长期跟踪指导。

（2）对于出院患者,根据患者的要求和健康需求修订管理方案,并提出改进措施。对瘫痪或有压疮、置管等行动不便的患者群体酌情上门走访、服务到家庭。健康管理科或者护理部督促病区护士长做好随访的统计、分析、上报工作。

（3）将院后健康管理与国家"双向转诊"制度相结合,当患者诊断明确、病情稳定且处于康复期时,医院专业医生应填写社区卫生服务双向转诊下转单,说明诊疗过程继续治疗的建议和注意事项,及时将患者转回社区卫生服务机构,并根据需要指导治疗和康复,必要时接受再次转诊。

（4）在院后健康管理中随访是工作重点,随访可以为患者提供更加全面、有效的健康管理服务,同时指导患者采取健康的生活方式,规避健康危险因素,改善疾病预后,进一步提高患者的满意度。

（二）健康管理的基本步骤

1. 收集个人健康信息　只有了解个人的健康状况,才能有效地维护个人的健康。具体来说就是收集服务对象的个人健康信息。个人健康信息包括个人一般情况(性别、年龄等)、目前健康状况和疾病家族史、生活方式(膳食、体力活动、吸烟、饮酒等)、体格检查(身高、体重、血压等)和血、尿实验室检查(血脂、血糖等)。

2. 健康风险评估　根据所收集的个人健康信息,对个人的健康状况及未来患病或死亡的危险性用数学模型进行量化评估。其主要目的是帮助个体综合认识健康风险,鼓励和帮助人们纠正不健康的行为和习惯,制订个性化的健康干预方案并对其效果进行评估。

3. 设定健康干预目标　在前两部分的基础上,通过多种形式帮助个人采取行动,以纠正不良的行为习惯,控制健康危险因素,落实个人健康管理计划。与一般健康教育和健康促进不同的是,健康管理过程中的健康干预是个性化的,即根据个体的健康危险因素,由健康管理师进行个体指导,设定个体的健康干预目标,并动态追踪效果。

健康管理的这三个步骤可以通过互联网的服务平台及相应的用户端计算机系统来帮助实施。需要强调的是,健康管理是一个长期、连续不断、周而复始的过程,即在实施健康干预措施一定时间后,需要评价效果、调整计划和干预措施。只有周而复始、长期坚持,才能达到健康管理的预期效果。

三、健康管理的任务与形式

(一) 健康管理的任务

健康管理的任务简单来说就是"防大病、管慢病、促健康",通过对个人或人群健康风险的管理,以达到临床及生命质量的最佳结局。我国的健康管理总体任务目标是,使慢性非传染性疾病得到有效控制,大幅度提高国民健康素质与健康人口构成比例,提高国民平均期望寿命和健康寿命。

(二) 健康管理的形式

1. 生活方式管理　主要关注健康个体的生活方式、行为可能带来什么健康风险,帮助个体做出最佳的健康行为选择来减少健康风险因素。

2. 需求管理　包括自我保健服务和人群就诊分流服务,帮助人们更好地使用医疗服务和管理自己的小病。常用的需求管理方法有寻找手术的替代疗法,帮助患者减少特定的危险因素,采纳健康的生活方式,鼓励自我保健等。

3. 疾病管理　目标人群是患有特定疾病的个体,关注个体连续性的健康状况和生活质量。疾病管理强调利用循证医学增强个人健康管理能力,预防疾病恶化。

4. 灾难性病伤管理　关注的对象是"灾难性"的疾病或伤害,如肿瘤、肾衰竭、严重外伤等。为灾难性病伤的患者及家庭提供各种医疗服务,帮助其协调医疗活动和管理多维化的治疗方案。

5. 残疾管理　目标是防止残疾恶化;注重功能性能力恢复;详细说明残疾人今后行动的限制事项和可行事项;评估医学和社会心理学因素对残疾人的影响。

6. 综合的人群健康管理　通过协调不同的健康管理策略,为个体提供以人的健康需要而进行的全面的健康管理。

四、社区健康管理技术

健康管理是对个体及群体的健康风险因素进行全面管理的过程,即对检查监测(发现健康问题)→健康评价(认识健康问题)→行为干预(解决健康问题)→效果评价(提出管理策略)进行循环的不断运行。其中健康风险评估是核心技术,健康体检是关键环节。

(一) 健康风险评估

健康风险评估是一种方法或工具,用于描述和评估个体未来发生某种特定疾病或因为某种特定疾病导致死亡的可能性。这种分析过程的目的在于估计特定时间发生某病的可能性,而不是做出明确的诊断。健康风险评估人员对个人的健康状况及未来患病或死亡危险性的量化评估,包括健康状态、未来患病或死亡危险、量化评估 3 个关键词。健康风险评估包括 3 个基本模块:问卷、风险计算、评估报告。目前,绝大多数健康风险评估都可以通过计算机完成。

1. 问卷　是健康风险评估进行信息收集的一个重要手段，根据评估的重点与目的的不同，所需的信息会有所差别。问卷的主要组成包括：①生理、生化数据，如身高、体重、血压、血脂等；②生活方式数据，如吸烟、膳食与运动习惯等；③个人或家族健康史；④其他危险因素，如精神压力；⑤态度和知识方面的信息。

2. 风险计算

健康风险评估是估计具有一定健康特征的个人会不会在一定时间内发生某种疾病。常用的健康风险评价一般以死亡为结果。由于技术的发展及健康管理需求的改变，健康风险评估已逐步扩展到以疾病尤其是慢性病为基础的危险性评价。有两种方法可以对健康风险进行评价。

（1）第一种方法是建立在单一危险因素与发病率的基础上，将这些单一因素与发病率的关系以相对危险性来表示其强度，得到的各相关因素的加权分数即为患某病的危险性。这种评价方法简单实用，不需要大量的数据分析，是健康管理发展早期的主要健康风险评价方法。比较典型的有美国卡特中心（carter center）及美国糖尿病协会的评价方法。

（2）第二种方法是建立在多因素分析基础上，即采用统计学概率理论的方法获得患病风险与风险因素之间的关系模型。除采用常见的多元回归数理手段外，还有基于模糊数学的神经网络方法及基于 Mote Carlo 的模型等。这种方法的典型代表是 Framingham 的冠心病模型，它是在前瞻性研究的基础上建立的，目前被广泛地应用。

3. 评估报告　较全面的健康风险评估报告应包含一份被评估者的个人报告和一份所有被评估者情况汇总的人群报告。个人报告一般包括健康风险评估的结果和健康教育信息；人群报告则包括被评估群体的人口学特征概述、健康危险因素总结、建议的干预措施和方法等。

（二）健康分析评估的种类与方法

1. 按照评估应用领域分类

（1）临床评估：包括体检、门诊、入院、治疗评估等。

（2）健康过程及结果评估：包括健康状态评估、患病危险性评估、疾病并发症评估及预后评估等。

（3）生活方式及健康行为评估：包括对膳食、运动等进行评估。

（4）公共卫生监测与人群健康评估：从人群的角度围绕环境、食品安全、职业卫生等方面进行健康评估。

2. 按照评估功能角度分类

（1）一般健康风险评估：即通过问卷、风险计算和评估报告 3 个基本模块进行健康风险评估。

（2）疾病风险评估：是针对特定疾病患病风险的评估。其主要目的有：①筛查出患有特定疾病的个体，纳入需求管理或疾病管理；②评价临床实践的有效性；③评价特定干预措施所达到的健康结果；④调查医务人员和患者的满意度。

疾病风险评估具有以下特点：①注重评估客观临床指标对未来特定疾病发生的危险性。②流行病研究成果是其评估的主要依据和科学基础。③评估模型运用严谨的统计学方法和手段。④适用于医院或体检中心评估、健康/人寿保险中的核保与精算。

疾病风险评估作为健康风险评估的主要类型，与健康管理措施有着密切的联系。通过疾病风险评估可以对全人群进行筛选及分类，对处于不同类型和等级的个人或人群实施不同的健康管理策略，实现有效的全人群健康管理。

（三）健康体检

健康体检是针对特定的人群，如小儿、成人、妇女、老年人等在规定的日期进行的集体健康检查，检查的内容和项目可根据不同的年龄层、疾病类型、工作单位等特征决定。

1. 健康体检的内容　我国常见的健康体检包括：①婴幼儿生长发育普查，如体格发育和智能发育检查；②成年人多发病和慢性病普查，如心脑血管疾病普查、糖尿病普查、恶性肿瘤普查等；常见传染病普查，如乙型肝炎和结核病普查、艾滋病及性病普查等。

2. 健康体检的步骤　执行健康体检任务的医务工作者有医生、护士、技师、营养师、口腔保健医师、心理咨询师等，进行健康体检主要有三个步骤，即体检前的准备工作、体检当天的工作和体检结束后的工作。

（1）体检前的准备工作：①确定健康筛查方法和问诊记录单的内容，以及健康调查问卷的内容；②明确健康体检的通知方式和方法；③准备体检场所、仪器、设备和物品等；④确保当天有足够的医务人员出勤；⑤确定检查结果的通知方式和方法；⑥明确健康教育和健康学习的方案。

（2）体检时的工作：①确认健康体检的场所，进行设备及仪器的安放和准备。此项工作一般在普查的当天或前一天进行。面向社区群体进行普查时，因人员多且集中，需要租借一个比较大的会议室和几个较小的房间以供使用。②准备检查器械和测量工具，并消毒用具。③接待室和候检室的准备：在准备体检房间的同时，应布置卫生宣传画册（如活页式健康宣教手册、宣传海报等），准备健康教育录像放映设备，提供新的医学信息和医学知识等。若是婴幼儿健康体检，还应准备为婴幼儿换尿布的场所、垃圾桶、停放手推车的空间、喂奶室、幼儿玩耍的场所等。④诊疗室、检查室、问诊室和保健指导室的准备：设立诊疗室、检查室、问诊室和保健指导室时，主要考虑人性化服务，注意保护接受健康检查者的隐私。⑤社区卫生人员的配备：应根据预定接受检查者的人数配备合适数量的卫生工作者。

（3）体检结束后的工作：①统计接受普查的人数；②被检查者存在的健康问题和想要咨询的事项是否得到了充分而适当的解释和回答；③是否进行了及时的指导和处理；④对需要连续进行指导的人是否做了具体的计划和安排；⑤对健康检查过程进行评价，把需要的资料输入计算机，向未接受体检者调查其未体检的原因，准备检查结果的回执等。

五、社区健康管理应用

(一) 职业人群健康管理

职业人群广义上是指在中华人民共和国境内注册登记的各类企业,包括与个体工商户存在劳动关系的劳动者,不仅包括原固定工、劳动合同制职工,还包括各类用工形式的临时工。而恰当的卫生服务对象应该是包括所有劳动者,即广义的职工。

1. **特点**　由于职业人口结构的复杂性,在向职业人群提供卫生服务之前,首要需要了解各种类型职业人群的卫生需要和现在的卫生服务需求及利用情况,并分析其影响因素,在充分了解现有模式及卫生服务能力的情况下,针对不同类型的职业人群采取合适的卫生服务模式,才能达到最大的效果与效益,保障与提高职业人群现在与将来的健康状况。

2. **健康管理的步骤与流程**

(1) 健康管理步骤:采集职工信息→健康风险评估→健康干预。

(2) 健康管理流程:体检管理→健康评估→个人健康管理咨询→疾病管理服务。

(3) 企业健康风险因素评估:包括个人风险因素、职业风险因素、环境风险因素。

(4) 职工生理和心理评估:包括职业健康状态(方向感、安全感、压力感、倦怠感、归属感)、职业能力(岗位能力)和职业适应(职业测评)。

3. **干预内容和措施**

(1) 预防为主的观念教育:对职业人群的健康教育,应坚持贯彻三级预防原则。让职工知道其工作场所可能存在的职业危害因素,通过宣传教育,让职工确立预防为主的观念,使他们确信职业有害因素是可以控制的,职业病是可以预防的,从而增强职工自我保健意识。

(2) 职业卫生知识与防护技能教育:通过正确的引导,让职工认识到各种有害因素的危害,掌握接触尘、毒等有害因素的防护知识,就能够变被动为主动,自觉采取各种防护措施,保护自身健康。鼓励职工发挥主观能动性和创造性,为用人单位技术改进等献计献策。

(3) 采集职工信息:根据不同职工性质选择相关健康测评,如身体检查(育龄期妇女生殖检查)、体质和体能检测。所在社区卫生服务中心提供服务并为职工建立健康档案。

(4) 高风险人群干预措施:开展健身活动、营造健康食堂;开展健康讲座,每2个月覆盖一次;创建微信群对高风险个体进行个性化管理,每个季度随访一次。

(5) 普通职工群体的健康管理:由社区卫生服务中心的医务人员定期组织职工开展健康讲座;利用短信、微信等移动应用程序及新媒体开展群体干预,提供有针对性的健康宣教内容;由单位组织开展职工健走活动、职工厨艺比赛,组织吸烟职工开展戒烟活动等。

4. **健康管理效果评价指标**　①健康知识认知;②健康生活习惯与行为;③生理(体

检)指标;④未来生病(患病)危险性。

(二)学校健康管理

学校健康管理是指通过学校、家长、学校所在社区的所有成员共同努力,向学生传授健康管理经验和知识,包括开设健康教育课程、创建安全和有利于学生健康成长的环境、提供适宜的健康服务,让家庭和社区积极参与,以促进学生健康管理。

1. 管理对象与基本内容

(1)幼托机构:培养良好的个人卫生习惯,预防意外事故等。

(2)中、小学校:建立良好的卫生习惯,养成正确的坐、立、行姿势,预防视力不良,定期进行口腔检查,关注心理健康等。

2. 防控措施(以学校发生聚集性疫情为例)

1)园/所内某班级发生多例呕吐、腹泻病例时需要掌握的防控措施

(1)病例标准:将1天内发生呕吐2次及以上和(或)腹泻3次及以上者纳为重点关注和管理对象。

(2)向社区卫生服务中心传染病工作人员报告的标准:学校同一班级或同一寝室1天内发生3例及以上,或连续3天内发生5例及以上有流行病学关联且以呕吐和(或)腹泻等为主要症状的病例。

(3)病例出现病征期间应停止上岗、上课,至症状消失后72 h方可复工、复课。从事保育、食品和制水等重点职业人员症状消失后72 h且实验室检测结果为阴性方可复工。

(4)密切接触者的医学观察期为末次病例接触后72 h;发病班级隔离期为直至发病班级末例病例症状消失后3天为止。

2)园/所内某班级发生手足口病例时需要掌握的防控措施

(1)向社区卫生服务中心传染病工作人员报告的标准:若托幼机构1周内同一班级出现2例及以上病例。

(2)病例出现病征期间应停止上课,至症状消失后1周方可复课。

(3)发病班级隔离期:若托幼机构1周内同一班级出现2例及以上病例,建议病例所在班级停课14天;1周内出现10例及以上病例,或3个班级分别出现2例及以上病例时,经风险评估后,建议该托幼机构停课14天。

(三)社区控烟管理

社区控烟管理是指社区内对吸烟行为进行限制和管理的规定和措施。

1. 社区控烟管理目标　①保护居民健康:限制烟草产品的使用,减少二手烟对居民健康的危害;②提高社区环境质量:减少烟草产品对社区环境的污染;③加强社区管理:规范居民吸烟行为,维护社区秩序。

2. 社区群体干预措施

(1)加强健康教育,普及有关烟草危害性的知识,结合世界无烟日主题,开展控烟

主题宣传。充分利用小区宣传栏、黑板报、视频等宣传媒介,在不同场合通过不同方式对不同人群开展吸烟和被动吸烟危害健康的知识普及教育。

（2）要加强对小区的控烟督查,在公共场合醒目处设置禁烟标志,提醒吸烟者自觉禁烟。在会议室和办公区设立禁烟标识。

（3）开展健康教育讲座:让吸烟者了解吸烟是一种典型的成瘾行为。吸烟者往往对烟草成瘾性危害及吸烟危害健康存在认知不足。针对吸烟者的健康教育重点在烟草依赖性和吸烟与疾病的关系,让每一个吸烟者都认识到吸烟不但危害本人健康,而且对被动吸烟者也会造成危害。

（4）到学校开展有关吸烟有害健康的知识宣传活动,让学生规劝家长戒烟、禁烟。

3. 针对个体的烟草干预措施

1）五日戒烟法

第一日:做好心理、生理和社会环境的准备。技能方面:学会记录吸烟日记、深呼吸。

第二日:获得相关医学知识和心理支持,并采取行动。技能方面:掌握替代疗法,获得行为指导,写吸烟日记。

第三日:获得相关医学知识、心理支持、社会支持和运动指导,并进行小组讨论。技能方面:克服心理和生理成瘾性的技能,与戒烟者交流经验,写吸烟日记。

第四日:获得相关医学知识、心理支持和膳食指导。技能方面:掌握膳食搭配、运动技能,戒烟人员进行小组讨论、交流经验,写吸烟日记。

第五日:获得相关医学知识、心理支持、环境支持和生活方式指导。技能方面:克服复吸的技巧。

2）自我戒烟法

（1）准备阶段:做出戒烟决定,牢记戒烟的原因,制订详细的戒烟计划。

（2）行动阶段:创造良好的戒烟环境,如丢弃所有的香烟、打火机和烟具,清洗牙齿和带有烟味的衣服。记录戒烟日记,按计划逐步减少吸烟量。

（3）维持阶段:认真对待戒断反应;尽量避免和吸烟的人在一起,减少自己的空闲时间,积极参加体育活动和有益健康的公益活动;调整膳食,适当多吃碱性食品。

（4）随访:主要目的是了解吸烟者是否仍然在继续戒烟,对其在戒烟过程中所做的各种尝试给予肯定,对戒烟维持者表示祝贺并鼓励他们继续坚持。通常认为连续戒烟2年以上是戒烟成功。

数字课程学习

○教学PPT　　○导入案例解析　　○复习与自测　　○更多内容

第五章 社区居民中医养生保健

章前引言

　　工作在一线的医务人员,应该熟悉和掌握有关中医养生保健的基本知识,才能够更好地满足社区居民对医疗卫生服务的需求。本章节的主要内容包括中医养生保健概述、社区居民常用养生保健方法等。通过对此章节的学习,发挥中医护理特色和优势,注重中医适宜技术在日常工作中的运用,对于提高社区居民的健康水平具有十分重要的意义。

• 学习目标 •

　　1. 关注健康与亚健康人群,提高对中医养生保健的认知水平,提升生命质量。

　　2. 理解中医养生的日常要点,平和心态、均衡营养、合理起居、适量运动。

　　3. 学会针对个体差异进行体质养生,促进健康,展现生命的个体特性。

　　4. 掌握中医护理技术,发挥中医养生优势,为促进社区居民健康贡献力量。

　　5. 掌握中医养生方法,结合社区需求,正确运用中医知识,推动健康事业发展。

　　6. 促进自养自疗,提高身体素质,防病抗衰,延年益寿。

思维导图

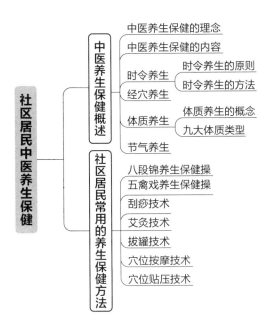

案例导入

在某社区,居民李阿姨在社区的一次健康讲座中,她接触到了中医养生保健的理念和方法。从那以后,她决定尝试改变自己的生活方式。经过中医体质辨识,李阿姨属于阳虚体质。她积极调整饮食结构,注重食物的性味归经,日常减少寒凉食物摄入,适当选用温补之品,达到身体阴阳平衡。同时,她还学会了简单的气功和太极拳,每天都会在小区里练习,这不仅让她感觉身体更加舒畅,还结交了一群志同道合的朋友。此外,李阿姨还非常注重情志调养,她学会了如何平复情绪,避免大喜大悲对身体造成伤害。每晚都会进行冥想放松,确保自己有一个良好的睡眠。经过一段时间的实践,李阿姨的身体状况明显好转,血压稳定,感冒次数也少了。她逢人就说:"中医养生真的很有道理,我现在感觉年轻了十岁!"

问题:

1. 李阿姨是通过何种方式接触到中医养生保健的?

2. 李阿姨在进行中医养生保健时,主要做了哪些方面的调整?

3. 经过中医养生保健的实践,李阿姨的身体有哪些明显的变化?

第一节　中医养生保健概述

中医养生保健是指以调阴阳、和气血、保精神为原则,运用调神、导引吐纳、食养、药养、节欲、辟谷等多种方法,达到增强体质、预防疾病、延年益寿目的的一种医事活动。旨在通过调理身体阴阳平衡,增强体质,预防疾病,达到健康长寿的目的。其强调饮食有节、起居有序、情志调达,运用中药、针灸、推拿等方法,促进气血运行,固本培元,对现代人的健康管理具有重要意义。

一、中医养生保健的理念

中医学认为,健康是一种和谐,是人与自然的和谐、人与社会的和谐、人与人的和谐、人与自身的和谐,因此中医养生的理念就是"顺应自然、阴阳平衡、因人而异"。

"顺应自然"是中医学中"天人相应"整体观的具体体现,"天"指自然;"相应"指自然界发生的变化影响人体时,人体产生与之相适应的反应。"阴阳平衡"是人体健康的标志,是维持生命活动的基础。中医养生的目的是维持和恢复阴阳平衡,阴阳一旦失去平衡,人体就会发生疾病。"因人而异"是指要充分考虑个体的体质差异。在中医养生保健过程中,要根据不同人群的体质类型,制订个体化的防治原则和保健方法。

二、中医养生保健的内容

日常养生保健内容丰富、方法多样,最为核心的内容包括平和心态、均衡营养、合理起居、适量运动四个方面。中医养生保健正是将情志、饮食、起居、运动作为个体养生保健的四大基石。

1. 情志养生　运用控制和调节情绪的方法,保持身心安宁和情绪愉快。过喜伤心,过怒伤肝,悲忧伤肺,过思伤脾,惊恐伤肾。

2. 饮食养生　根据个人的体质类型,通过改变饮食方式、选择合适的食物,从而营养机体、保持健康或增强体质的养生方法。

(1) 饮食养生的方法:平补法、清补法、温补法、峻补法。

(2) 饮食养生的原则:人的饮食要与自己所处的自然环境相适应,不同季节的饮食要同当时的气候条件相适应。通过合理饮食的方法来调节人体阴阳平衡,根据个人的机体状况来合理调配膳食。应多吃一些蔬菜、水果及乳类制品,忌用辛辣的温热之品。日常饮食要注重合理调配,全面配伍,不能偏食。保证定时、定量进餐,做到细嚼慢咽,保持愉快的进餐心情。不吃腐败食物,少吃寒凉、生冷食物,坚持饭后漱口,养成饭后做适量运动的习惯,避免饱食而睡。

3. 运动养生　通过练习中医传统保健项目来维护健康、增强体质、延长寿命、延缓衰老的养生方法。

（1）运动养生的方法：运动肢体、自我按摩以练形，呼吸吐纳、调整鼻息以练气，宁静思想、排除杂念以练意的独特保健方法。

（2）运动养生的原则：强调动静结合、讲究运动适度、注重循序渐进、注意因时而异、注意因人而异。

三、时令养生

时令养生是根据春、夏、秋、冬四个时令的变化，采取相应的养生方法。这种方法深深植根于中医的养生理念，注重人与自然的和谐共存，以及人体内部阴阳五行的平衡。

（一）时令养生的原则

时令养生的原则凝聚着中医的养生智慧，其中"春夏养阳、秋冬养阴"是总的原则。春夏季节，阳气上升，人体也应顺应这一趋势，助阳生长，多进行户外活动，接受阳光照射，饮食上也可偏向温补。而到了秋冬季节，阴气渐盛，这时应转向养阴，保持内敛，避免过度耗散，饮食也以滋阴润燥为主。

"春捂秋冻"是另一重要原则。春天虽然气温回升，但仍需适当"捂"着，以防寒邪侵袭；秋天则相反，适当"冻"一下，以增强身体的耐寒能力，为即将到来的严冬做准备。

"慎避虚邪贼风"告诫我们在季节转换、气候多变的时候，要特别警惕外邪的入侵。这要求我们根据天气变化及时增减衣物，避免受寒感冒，同时也要注重个人卫生，防止疾病的发生。

（二）时令养生的方法

时令养生的核心理念在于顺应自然。按照春、夏、秋、冬四个季节的时令变化规律，不仅要观察外部环境的变迁，还要深入体会身体内部阴阳的变化。根据这些变化，可以巧妙地运用中医的养生手段，比如调节饮食，合理调整起居时间，以及调控情志等，从而全方位地维护身心健康，进而追求健康长寿的美好愿景。

在饮食方面，春季宜饮食清淡以助阳气生发，夏季可增酸味以开胃，秋季应滋润以防干燥，冬季则可适当进补以储能。在起居上，要根据日出和日落时间调整作息，保证充足的睡眠。在情志调养上，则应顺应季节特点调整心态，如春天宜舒畅，夏天应静心，秋天要收敛，冬天需内藏。

四、经穴养生

经穴养生是中医养生的重要组成部分。它认为人体内部存在着一个复杂的经络系统，这些经络如同自然界的河流，贯穿着人体的各个角落，将气血输送到全身。而腧穴，则是这些经络上的重要节点，如同交通枢纽，对调节人体机能起着至关重要的作用。

经穴养生的核心理念是通过刺激这些关键的穴位，以调整人体的生理病理状况，达到健康养生的目的。在实际操作中,可以采用针灸、艾灸、推拿、按摩等多种方法来刺激经络和穴位。每一种方法都有其独特的功效和应用场景。

五、体质养生

(一)体质养生的概念

体质养生强调的是针对每个个体在形体结构、生理功能及心理状态等方面的独特性,进行个性化的健康管理和养生。根据每个人的"体质"来调整生活、饮食、运动等习惯,以达到保持或增进健康的目的。

体质作为一个人的基础特质,不仅影响着个体对外界环境的适应能力,还直接关系到对各类疾病的抵抗能力。在疾病发生时,体质还会左右病情的发展走向及治疗的效果。在面对相同的疾病或环境时,不同的人会有截然不同的反应和预后。因此,深入理解和尊重每个人的体质特性,是体质养生的核心所在。

(二)九大体质类型

1. 平和体质　是最为理想的一种体质状态。拥有这种体质的人,通常体态适中,面色红润,精力充沛,且脏腑功能都相对强健。他们在日常生活中很少生病,即使偶尔有小疾,也能迅速恢复。

2. 阳虚体质　这类人由于阳气不足,常常表现为畏寒怕冷,手足长时间不温。即使在温暖的室内,他们也可能会觉得寒冷。

3. 阴虚体质　与阳虚相反,阴虚体质的人则是阴液亏少,容易出现口燥咽干、手足心热等症状。他们常常需要补充水分,以缓解干燥带来的不适。

4. 气虚体质　这类人元气不足,常常感到疲乏无力,稍微活动一下就可能气喘吁吁,甚至出现自汗的现象。

5. 痰湿体质　这类人体内痰湿凝聚,往往形体肥胖,尤其是腹部容易堆积脂肪,显得肥满。

6. 湿热体质　这类人体内湿热内蕴,面部容易出现油光和痤疮,还可能伴有口臭和大便干燥等问题。

7. 血瘀体质　这类人血行不畅,肤色可能显得晦暗,甚至容易出现瘀斑。女性还可能出现痛经或月经不调等问题。

8. 气郁体质　这类人气机郁滞,常表现为情绪低落、神情抑郁,且容易受到外界的影响,产生忧虑和脆弱的情绪。

9. 特禀体质　通常是指那些先天存在某些生理缺陷或容易发生过敏反应的人。他们可能对某些食物、药物或环境因素特别敏感,需要格外注意。

六、节气养生

二十四节气不仅是指导农业生产的"圣经",还是指导人们养生、保健的秘宝。人与自然界是统一的整体,人的生命活动也必然与二十四节气紧密相关。一年四季的变化随时影响着人体,二十四节气变化不一,也必定会引起人的生理和心理机能不断地发生更替。因此,依从二十四节气的要求,进行养生与保健。

(一) 春季养生

1. 春季气候特点　春三月始于立春,止于立夏。春季天气渐暖,万物复苏,冰雪融化,雨水增多,空气湿润。

2. 春季养生方法

(1) 春季精神调养:春季养生,尤其应重视精神调养,不要过度劳累,要保持愉快。切勿暴怒伤肝,怒气不仅伤肝,还是古代养生家最忌讳的一种情绪,"怒气一发,则气逆而不顺"。可通过宣泄法和转移法调节情绪,主动做一些感兴趣的事,增加内啡肽的分泌,消除怒气,使身心愉悦。

(2) 春季饮食养生:春季是养肝的最佳时节。"肝主青色",青色食物有养肝的作用。春季应多食用绿色的蔬菜,如菠菜、芹菜、油菜等,有滋阴润燥、疏肝养血的作用。"肝喜酸性",依据酸味入肝的原理,增加酸味食物摄入,如山楂、柑橘、枸杞等,具有敛肝保肝的作用。

(3) 春季起居养生:春季阴寒未尽,阳气已生,气候变化较大,极易出现乍寒乍暖的情况,加之人体腠理逐渐疏松,皮肤毛孔舒张,抵抗寒邪的能力下降。早春须捂,出门要注意防风,不要急于减衣,以助阳气的升发。

(二) 夏季养生

1. 夏季气候特点　夏三月始于立夏,止于立秋。夏季是万物繁荣秀丽的季节,天阳下降,地热上蒸,天地阴阳之气上下交合,万物也开始结果。

2. 夏季养生方法

(1) 夏季精神调养:夏季养生重在养阳,重视精神调摄,保持愉快而稳定的情绪,可以达到养阳的目的。

(2) 夏季饮食养生:夏季天气炎热,人体外周毛细血管扩张,胃肠道血液相对不足,食欲减退,夏天饮食以清补、健脾、祛暑化湿、清淡易消化为原则。

(3) 夏季起居养生:夏季自然界万物生长旺盛,起居也应随之做适应性调节。

(三) 秋季养生

1. 秋季气候特点　秋三月始于立秋,止于立冬。秋天是万物成熟收获的季节,天气逐渐转凉,地面水汽凝结成露水和霜冻,常有冷空气侵袭,早晚温差大。

2. 秋季养生方法

(1) 秋季精神调养:秋季白昼开始渐短,日照时间和日照强度开始下降,人容易出现情绪低落、多愁善感等"秋悲"的情绪。可以外出秋游,消除低落的情绪,保持身心愉快。

(2) 秋季饮食养生:秋季气候干燥,容易出现皮肤、口咽干燥、便秘等"秋燥症",燥邪容易损伤肺气,容易引起咳嗽。秋季要注意养阴,秋季饮食宜甘润温养。

（3）秋季起居养生：《黄帝内经》记载："秋三月，早卧早起，与鸡俱兴，使志安宁，以缓秋刑，收敛神气，使秋气平，无外其志，使肺气清"。

（四）冬季养生

1. 冬季气候特点　冬三月始于立冬，止于立春，冬季万物闭藏，草木凋零，昆虫蛰伏，气温明显下降，天寒地冻。

2. 冬季养生方法

（1）冬季精神调养：应寡欲清心，保持精神上的安静。活动时间以太阳升起后为宜，应避开大风寒潮雨雪天气，外出要做好保暖工作。

（2）冬季饮食养生：冬季应遵循"秋冬养阴，无扰乎阳"的原则。

（3）冬季起居养生：《黄帝内经》指出：早卧晚起，必待日光。即冬天应早睡晚起，收敛阳气。

第二节　社区居民常用的养生保健方法

一、八段锦养生保健操

八段锦养生保健操比较简单，易学易练，效果显著，适用于各种慢性病患者的治疗与康复，凡体质不是十分虚弱、活动无明显障碍者，都可采用。对头痛、神经衰弱、冠心病、慢性气管炎、内脏下垂、脾胃虚弱、肩周炎、慢性腰背痛病症尤为适用。八段锦每一式都有其独特的功效，既可选择单式或几式练习，又可以整套练习。

（1）第一式"双手托天理三焦"，通过伸展四肢和提拉动作，可以促使全身上下的气机流通，滋养周身。

（2）第二式"左右开弓似射雕"，能抒发胸气，消除胸闷，对白领人士特别有益，能增加肺活量，让人精力充沛。

（3）第三式"调理脾胃须单举"，通过对脾、胃、肝、胆的按摩，有助于消化吸收和增强营养。

（4）第四式"五劳七伤往后瞧"，能改善大脑对脏腑的调节能力，增强免疫力，改善亚健康状态。

（5）第五式"摇头摆尾去心火"，有助于消除心烦、口疮、口臭等问题，改善失眠多梦等症状。

（6）第六式"两手攀足固肾腰"，能拉伸牵扯督脉和足太阳膀胱经，对生殖系统、泌尿系统和腰背部肌肉有调理作用。

（7）第七式"攒拳怒目增气力"，通过握拳和瞪眼动作，可以强健筋骨，对长期静坐少动的人特别适宜。

（8）第八式"背后七颠百病消"，通过全身抖动，有利于消除百病。

📱 云视频5-1　八段锦养生保健操

二、五禽戏养生保健操

五禽戏,是中国古老的气功功法,由东汉医学家华佗所创。它模仿虎、鹿、熊、猿、鸟五种动物的动作,以达到保健强身的目的,因此也被称为"华佗五禽戏"。五禽戏在中国民间流传时间极长,其健身功效备受历代养生家推崇。

(1)虎戏主肾,其动作包括俯身、前耸身躯、拉伸腰身等,能增强腰部肌肉力量,预防腰肌劳损;同时瞪眼动作可加强肾脏锻炼,改善上肢血液循环。

(2)鹿戏则主肝,通过头颈的左右转动和腿部的后伸动作,能够疏通肝气,调理肺气,对肝肾虚弱和气血不足有辅助疗效。

(3)熊戏针对脾胃,通过仰卧起身、左右侧滚等动作,能对胃痛、胃溃疡等脾胃疾病起到良好的治疗作用。

(4)猿戏属火,对应心脏。通过模仿猿的灵活动作,如攀爬、倒悬等,可以按摩心脏,改善脑部供血,对神经紧张、精神抑郁等症状有防治作用。

(5)鸟戏则主肺,通过模仿鸟的飞翔动作,可以帮助调节内分泌,增加骨质密度,对气管炎、膝关节疼痛等有防治效果。

📱 云视频5-2　五禽戏养生保健操

三、刮痧技术

刮痧法是一种古老而有效的治疗方法,利用边缘光滑的器具,蘸取特制的介质,在身体的特定部位或穴位上进行反复的刮拭。这种方法通过在皮下产生瘀斑或痧痕,有助于排出体内的秽浊之气,促进气血流通,从而达到预防和治疗疾病的效果。

1. 适用范围　刮痧作为一种简便易行的治疗手段,历史悠久,广受欢迎。它常被用于治疗夏季和秋季的常见病,如中暑、感冒及胃肠道疾病。如今,它在消化系统和呼吸系统疾病的预防和治疗中也发挥着重要作用。

2. 用物准备　准备治疗盘,刮痧工具,装有清水、植物油或药液的治疗碗,以及擦纸等。在需要保护隐私的情况下,还应准备浴巾和屏风。

3. 操作方法

(1)确保刮治部位充分暴露,并进行适当的清洁。

(2)操作者手持刮具,蘸取适量的植物油或清水,在选定的部位以单一方向进行反复的刮拭,力度应以患者能够承受为准。当感觉刮具有所阻滞时,需要重新蘸取介质。通常刮拭10~20次,直到出现紫红色的斑点或斑块。

(3)刮痧的顺序通常是先从颈项部开始,然后是脊椎两侧,接着是胸部和四肢。在刮背部时,应沿着脊柱两侧的肋间隙,由内向外呈弧线刮拭。

(4)对于有出血性疾病如血小板减少症的患者,应避免进行刮痧。神经衰弱者最好在白天进行头部刮痧。

（5）刮痧的时间通常控制在 20 min 左右，或以患者的耐受程度为准。

4. 注意事项

（1）治疗时保持室内空气流通，避免风寒。刮痧力度需适中，不可强求出痧。

（2）使用边缘光滑且无破损的刮痧工具，保持工具润滑以防刮伤。

（3）刮痧时观察患者的反应，有异常情况时立即停刮并寻求医生的帮助。

（4）有皮肤病变、出血倾向、消瘦者及孕妇特定部位禁刮。

（5）刮痧后保持稳定的情绪，避免食用生冷油腻食物。

（6）使用刮具后需要对其进行清洁、消毒，牛角刮痧板不用于水疱。

（7）刮痧间隔 3～6 天，3～5 次为一个疗程。

　　◉ 云视频 5-3　刮痧技术

四、艾灸技术

艾灸疗法是一种传统的中医疗法，通过燃烧艾叶对人体特定穴位进行热刺激，以调整人体的生理病理状况，达到治病养生的目的。艾灸具有温通经脉、驱散寒邪、行气活血、消瘀散结等功效。

1. 适用范围　艾灸被广泛应用于中医临床，适用于多种疾病的预防与治疗，特别是对于寒证、虚证、痛症等有良好的疗效，如胃痛、关节炎、月经不调等。

2. 用物准备　艾灸条、艾灸盒、火柴或点火器、灰皿（用于盛放艾灰）、保护布（防止烫伤皮肤）等。

3. 操作方法　①让患者取舒适体位，暴露施灸部位，并注意保暖。②点燃艾灸条的一端，对准应灸的穴位或患处，在距离皮肤 2～3 cm 处进行熏烤，使患者局部有温热感而无灼痛为宜。③每个穴位灸 5～15 min，以皮肤出现红晕为度。对于小儿或感觉迟钝的患者，操作者应不时地用手触摸施灸部位，以免烫伤。④艾灸顺序一般为先上部后下部，先背部后胸腹，先头身后四肢。

4. 注意事项　①艾灸时要保持室内空气流通，但应避免患者受凉；②艾灸条应放在儿童不能触及的地方，防止引起烫伤和火灾；③对热不敏感或感觉迟钝的患者在艾灸时要特别小心，防止烫伤；④孕妇的腹部和腰骶部不宜施灸；⑤艾灸后应适当休息，避免立即洗澡或接触冷水；⑥艾灸条使用后应确保火完全熄灭，防止复燃引发火灾；⑦艾灸疗法一般每日或隔日一次，7～10 次为一个疗程，具体频率应根据患者病情和体质而定。

　　◉ 云视频 5-4　艾灸技术

五、拔罐技术

拔罐法是一种传统的中医疗法，它利用负压的原理，将罐体吸附在皮肤上，通过刺激皮肤和经络，达到调整气血、舒筋活络、祛风散寒、止痛解毒等治疗效果。

1. 适用范围　拔罐法广泛应用于中医临床,对于风寒湿痹、颈肩腰腿疼痛、感冒、咳嗽、消化不良等有良好的疗效。同时,它也可以作为一种保健方法,促进血液循环,增强身体抵抗力。

2. 用物准备　拔罐器具(如玻璃罐、竹罐、硅胶罐等)、酒精棉球或纸片、打火机或点火器、润滑剂(如凡士林)等。

3. 操作方法　①让患者取舒适体位,暴露需要拔罐的部位;②在拔罐部位涂抹适量的润滑剂,以减少拔罐时的不适感;③将酒精棉球或纸片点燃后,伸入罐内燃烧片刻,然后迅速将罐体扣在皮肤上;④罐体吸附在皮肤上后,根据患者的耐受程度和病情需要,决定拔罐的时间和负压的大小;⑤拔罐结束后,轻轻取下罐体,注意避免拉伤皮肤。

4. 注意事项　①应根据患者的体质和病情调整拔罐的负压和拔罐时间,避免过度负压或拔罐时间过长;②皮肤有破损、溃疡、水肿的部位不宜拔罐;③孕妇的腹部和腰骶部禁止拔罐;④拔罐的频率应根据患者的具体情况来定,一般每周1～2次,连续拔罐不宜超过一个月。

🔊 云视频5-5　拔罐技术

六、穴位按摩技术

穴位按摩是一种传统中医疗法,通过按压身体的特定穴位,以调整人体的气血流通,达到预防和治疗疾病的效果。这种方法简单易行,在缓解疲劳、促进血液循环、增强免疫力等方面都有显著效果。

1. 适用范围　穴位按摩作为一种自然疗法,受到广泛欢迎。它常被用于缓解各种疼痛、改善睡眠质量、促进血液循环等。如今,它在亚健康调理、慢性病康复及日常养生保健中也发挥着重要作用。

2. 用物准备　治疗床、按摩工具(如手指、按摩棒等)、适当的按摩介质(如精油、药酒等)。在需要保护隐私的情况下,还应准备浴巾和屏风。

3. 操作方法　①确保患者处于舒适、放松的状态,选择适当的按摩介质涂抹于需要按摩的穴位。②操作者根据病情或需求,准确找到相应的穴位,用适当的力度进行按摩。按摩时可以旋转、揉捏或点按,每个穴位按摩时间可持续30 s至1 min。③按摩的顺序通常是从上到下,从左到右;先按摩主要穴位,再按摩辅助穴位。④对于有严重疾病的患者,应在医生指导下进行穴位按摩。对孕妇、术后康复者等特殊人群须谨慎操作。⑤按摩的时间通常控制在20～30 min,或以患者的感受为准。

4. 注意事项　①使用干净的按摩工具,确保卫生。按摩前需要清洁双手,防止感染。②有皮肤破损、炎症、肿瘤的部位禁止按摩。对孕妇、术后患者等特殊人群进行穴位按摩前应咨询医生的意见。③按摩时注意观察患者的反应,如有异常情况应立即停止按摩,并寻求医生的帮助。④穴位按摩可定期进行,但应根据个人体质和病情合理安排按摩频次和时间。一般来说,每周进行1～2次穴位按摩即可。

七、穴位贴压技术

穴位贴压是一种传统的中医疗法,通过将药物或用特定材质制成的贴片贴在身体的特定穴位上,以达到刺激穴位、调整气血、平衡阴阳的效果,进而预防和治疗疾病。

1. 适用范围　穴位贴压作为一种简便、安全且有效的治疗手段,被广泛应用于中医临床。它常被用于治疗各种痛症、消化系统疾病、呼吸系统疾病等。同时,在养生保健、缓解疲劳、改善睡眠质量等方面也有显著效果。

2. 用物准备　准备治疗盘、穴位贴片(含有药物或特定材质的贴片)、擦纸等。在需要保护隐私的情况下,还应准备浴巾和屏风。

3. 操作方法　①确保贴压部位充分暴露,并进行适当的清洁;②根据病情或需求,准确找到相应的穴位;③取出穴位贴片,撕去保护膜,将贴片贴在选定的穴位上;④贴压的时间通常根据贴片的药效和病情而定,一般建议贴压数小时至一天,再取下贴片;⑤在贴压期间,患者可正常活动,但应避免贴片受到过度摩擦。

4. 注意事项　①贴压时观察患者的反应,如有异常情况应立即取下贴片,并寻求医生的帮助。②对皮肤过敏、破损、炎症等部位禁止贴压。对孕妇、术后患者等特殊人群进行穴位贴压前应咨询医生的意见。③贴压后保持情绪稳定,避免剧烈运动导致贴片脱落或移位。④穴位贴压可以连续进行数天至数周,具体疗程因人而异。

数字课程学习

○教学PPT　○导入案例解析　○复习与自测　○更多内容

第三篇　社区基本医疗服务

第六章　社区常见慢性非传染性疾病护理与管理

章前引言

　　随着社会经济的持续进步和医疗卫生服务的不断提升,以及人口老龄化的趋势愈发明显,慢性病问题也日益突出,给广大民众的生活品质和身体健康带来了深远的影响。为了有效控制慢性病,除了传统的医院干预以外,还应积极关注社区层面的管理和预防策略,充分利用社区卫生服务的独特优势,积极推进慢性病患者的护理与管理工作。通过强化社区内慢性病患者的自我健康管理能力,控制慢性病的发病率,减少因病致残和死亡的风险,进而显著改善患者的生活质量。

·学习目标·

　　1. 理解社区慢性病管理的概念、开展慢性病管理的意义和原则。

　　2. 理解社区慢性病管理的基本流程和随访管理。

　　3. 理解社区常见慢性病的概念、流行情况、危险因素、实验室检查、治疗方法。

　　4. 掌握社区常见慢性病的临床表现、治疗、护理措施、社区管理、健康指导。

　　5. 运用护理程序的问题解决思维来应对社区中的常见慢性病患者。

　　6. 了解高血压、糖尿病的社区筛查流程与随访监测。

　　7. 培养系统分析能力,运用所学知识为社区慢性病患者制订管理计划。

　　8. 培养对社区慢性病患者的同情心和专业使命感,以真诚的态度应对患者的问题和需求。

思维导图

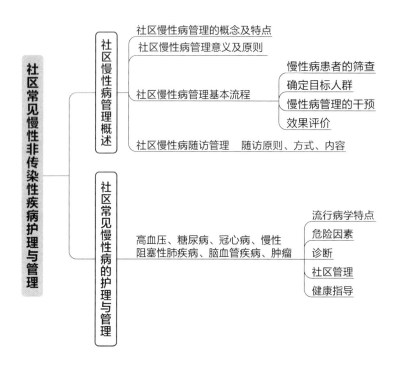

案例导入

张先生,53 岁,公司职工,身高 173 cm,体重 74 kg,BMI 24.7 kg/m²。6 个月前无明显诱因出现多食、多饮、多尿,无恶心、呕吐、冷汗、心悸、头晕、黑矇、胸闷、胸痛。近两周出现体重明显下降、视力下降等症状,测量血压 138/86 mmHg,实验室检查:谷丙转氨酶 28 IU/L,谷草转氨酶 24 IU/L,谷氨酰转肽酶 20 IU/L,碱性磷酸酶 40 IU/L。尿素氮 7.0 mmol/L,肌酐 79 μmol/L。空腹血糖 9.8 mmol/L,餐后 2 h 血糖 16.2 mmol/L,糖化血红蛋白 11.2%,尿糖＋＋＋。总胆固醇 6.1 mmol/L,低密度脂蛋白 2.7 mmol/L,高密度脂蛋白 1.05 mmol/L,甘油三酯 1.8 mmol/L。

张先生平日规律进餐,吸烟史 30 余年,每日吸烟 20 支。无饮酒嗜好。家庭经济水平稳定,夫妻关系和睦,子女孝顺。工作节奏较快,睡眠较差,对身体健康状况感到疑虑和担忧。

问题:

1. 张先生可能的疾病诊断是什么? 诊断依据有哪些?

2. 张先生存在哪些护理问题? 对其应采取哪些护理措施?

第一节　社区慢性病管理概述

一、社区慢性病管理的概念及特点

(一) 慢性病的概念

慢性非传染性疾病,简称为慢性病,是对一类起病隐匿、病程长且病情迁延不愈、缺乏明确的传染性生物病因证据、病因复杂或病因未完全确认的疾病的概括性总称。

(二) 慢性病的分类

1. **按国际疾病系统分类法(ICD-10)分类**　①精神和行为障碍,包括老年痴呆、神经症、精神分裂等;②呼吸系统疾病,如慢性支气管肺炎、肺气肿、慢性阻塞性肺气肿等;③循环系统疾病,如高血压、冠心病、脑血管病等;④消化系统疾病,如慢性胃炎、消化性溃疡、慢性肝病、胆囊炎等;⑤内分泌疾病,如糖尿病、甲状腺功能亢进等;⑥营养代谢疾病,如高脂血症、高胆固醇血症等;⑦肌肉骨骼系统和结缔组织疾病,如骨关节病、骨质疏松等。

2. **按影响程度分类**　①致命性慢性病,如癌症、艾滋病、骨髓衰竭、肌萎缩侧索硬化等;②可能威胁生命的慢性病,如血友病、肺气肿、高血压、老年性痴呆、糖尿病、硬皮病、慢性酒精中毒、系统性红斑狼疮、脑出血、脑梗死、慢性肾功能衰竭、恶性贫血、再生障碍性贫血等;③非致命性慢性病,如痛风、类风湿性关节炎、骨关节炎、骨质疏松、胆石症、支气管哮喘、消化性溃疡、溃疡性结肠炎、慢性支气管炎、先天性畸形、缺氧后遗症、青光眼等。

(三) 慢性病的特点

1. **病因复杂**　不良生活方式(如不健康饮食、缺乏运动)、环境因素(如空气污染、水污染)、生物遗传及家庭因素(如某些遗传性疾病或家族病史)、精神心理因素(如长期压力、抑郁)等,均为慢性病的危险因素。多种因素作用于机体,可引起或加重慢性病。

2. **起病隐匿**　在发病初期症状和体征不明显,导致很多患者在疾病早期无法察觉,从而延误了治疗的最佳时机。多数慢性病如糖尿病、高血压、冠心病等,在发病初期都没有明显的症状和体征。

3. **病程长**　慢性病病程多长达几年甚至十几年,这意味着患者需要长期的治疗和护理,给个人和家庭带来巨大的经济和精神压力,同时也增加了医疗系统的负担。多数慢性病患者需要长期服药及坚持功能锻炼。

4. **并发症多**　随着机体功能的下降,常引发多种并发症。并发症往往较严重,如慢性糖尿病患者可能并发酮症酸中毒、糖尿病肾病或糖尿病足,严重影响生活质量;慢性高血压患者可能并发严重的脑血管疾病、高血压性心脏病、心力衰竭、肾功能衰竭等,甚至危及生命。

（四）慢性病的危险因素

1. 不良生活方式

（1）饮食因素：饮食结构不均衡，进食不规律、不吃早餐、喝水太少、高盐高脂饮食等不合理的膳食习惯，对慢性病的不良影响是多方面的。过多的热量摄入可导致超重和肥胖；摄入过多的胆固醇、饱和脂肪等可引起血脂紊乱；摄入较多的盐、较少的钾、较少的蔬菜和水果等可以影响血压，甚至引发严重的心血管疾病。

（2）运动因素：缺乏体育锻炼、久坐不动，容易造成肌肉劳损、骨质疏松，增加患心肌梗死的危险性；运动不足者血液中脂蛋白成分可发生改变，易增加动脉粥样硬化的危险性；运动不足时还可出现肺功能减退、肥胖、机体免疫力下降等。

（3）吸烟与饮酒：长期大量吸烟可引发肺癌、支气管炎、肺气肿、缺血性心脏病、胃和十二指肠溃疡等。饮酒与冠心病、原发性高血压、脑卒中等疾病密切相关。

2. 自然因素及社会因素 ①自然因素：如生活污染、化学污染、电磁辐射、环境噪音；②社会因素：如经济政策、居民受教育程度、医疗保健体系、社会风俗习惯、有害产品的生产等因素，均对机体产生不利影响。

3. 生物遗传及家庭因素 年龄的增长、遗传因素、性别因素等为不可改变因素；家庭因素则直接影响个人行为和生活方式。

4. 精神心理因素 现代社会生活节奏加快，竞争激烈，人际关系复杂，精神心理因素可分为个人因素、家庭因素、工作因素及人际因素等。

（五）社区慢性病管理的概念

社区慢性病管理即以社区为单位，以社区内影响人们健康的发病率较高的慢性病患者和高危人群为工作对象，通过社区卫生服务人员采取计划性指导和干预，从而降低疾病的发病率、致残率和病死率，提高治愈率的健康管理方法。其目的是合理有效利用社区资源，尽可能减少患者的痛苦，恢复部分功能，提高带病生存质量；同时按疾病控制的有关要求，对慢性病进行筛查及监测。

二、社区慢性病管理的意义及原则

（一）社区慢性病管理的意义

（1）有利于利用慢性病的特点，提高治疗效果。慢性病病程长，且多数慢性病患者采取居家治疗的方式，在社区开展慢性病管理，可立足社区，依托社区卫生服务机构，对慢性病患者进行定期检查及随诊，提高治疗效果。

（2）有利于降低成本，增强社区居民的健康。慢性病因其病程长，致病因素复杂多变，治疗周期长等特点，若长期住院则费用较高，社区开展慢性病管理，可有效降低患者的医疗支出费用，节约医疗资源。

（3）有利于发挥社区卫生服务机构的优势，更好地利用卫生资源。将慢性病纳入社区管理的范围内，即把社区内所有未住院的慢性病患者纳入管理范围内，有利于发挥社区卫生服务机构的优势，更高效地利用卫生资源。

（二）社区慢性病管理的原则

1. 三级预防　在管理过程中，要以健康教育、健康促进为主导，根据疾病自然史，贯彻三级预防。一级预防：又称病因预防，通过健康教育，针对引发疾病的危险因素采取的干预措施；二级预防：早发现、早诊断、早治疗，针对健康与高危人群进行规范化的慢性病筛查；三级预防：对确诊的慢性病患者进行康复指导，以降低致残率，并提高其生活质量。

2. 全人群策略和高危人群策略并重　政府制定相应的卫生政策，通过健康促进和社区干预等方法，在全人群中控制主要的危险因素，预防和减少疾病的发生与流行。预防措施主要包括健康促进、健康教育及社区参与。对高危人群进行三级预防及实施危险因素干预策略。

3. 新型慢性病保健模式发展　传统慢性病保健模式主要应对急性问题，服务的方式是坐等患者，注重短期治疗，医生的治疗占主导地位，治疗的方法注重药物治疗和专业治疗技术的应用。新型慢性病保健模式向综合管理的方向发展，包括鼓励患者共同参与，促进和支持患者自我管理，加强对患者进行定期随访，加强与社区、家庭合作的创新性慢性病保健模式。

三、社区慢性病管理的基本流程

（一）慢性病患者的筛查

筛查的目的是发现"可疑"慢性病患者，做好早期诊断、治疗、随访工作；发现易感人群或高危人群，及时采取三级预防及危险因素干预策略；了解某种疾病或健康状况在人群中的分布规律。

1. 建立健康档案　基本内容包括个人一般情况、家族史、现病史、生活方式等，并结合当地实际情况进行增补。将健康档案与社区常规的诊疗信息系统连接，开展持续性保健服务。

2. 健康体检　通过定期开展社区内全人群范围的健康体检，发现高危人群及慢性病患者，并将以上人群纳入管理范围内。

3. 其他途径　如开展流行病学调查等。

（二）确定目标人群

通过健康体检、建立健康档案等筛查手段，确定社区内的高血压、糖尿病、冠心病、脑卒中、恶性肿瘤、慢性呼吸系统疾病患者及高危人群。

（三）慢性病管理的干预

1. 干预方式　常用于慢性病管理的干预方式有电话咨询、随访，邮寄或发放文字材料或通过网络推送电子材料，门诊或家访等干预方式。对这几种方式的比较：门诊或家访方式需要的经费最高,同时干预效果最好;发放文字或电子材料需要的经费较低,但是干预效果不佳;电话咨询、随访的方式需要的经费居于中等水平,干预效果较好。

2. 管理过程

(1) 评价管理的患者:通常采用询问的方式对患者进行评价。评价顺序为:先问一般性的问题,然后逐步进入具体的、有针对性的问题,找出评价患者的关键切入点。以预先设计好的问卷为基础的评价,操作简单但是无延伸空间;以预先储备好的问题为基础的评价,可以根据患者回答的情况,有目的性地向下延伸问题,对患者的评价较前者更全面。

(2) 制订管理目标:鼓励患者积极参与,共同探讨并制订目标;确保目标具有可行性;提出的目标要描述具体、清楚,具有可操作性;同时注意一次不要设定太多的目标,最好一次一个目标。

(3) 制订干预计划:根据慢性病患者的病情,制订个体化、有针对性、可操作性的干预计划。

(4) 鼓励和指导患者采取健康行为:采用多种方式鼓励和指导患者采取健康行为,如积极听取患者的想法,确定患者目前存在的困难;有礼貌地提出建议和期望的目标;鼓励患者改变不健康的行为,并为之坚持。

3. 自我管理 是指在卫生保健专业人员的协助下,个人承担一些预防性或治疗性的卫生保健活动。慢性病自我管理的三大任务包括:①所患疾病的医疗和行为管理(如按时服药、加强锻炼、及时就诊、改变不良饮食习惯等);②角色管理(如维持日常角色,做家务、工作、社会交往等);③情绪管理(如愤怒、焦虑、对未来的担心、挫折感和偶尔的情绪低落等)。

五种基本的慢性病自我管理技能包括:解决问题的技能、决策技能、寻找和利用社区资源的能力、建立良好医患关系的技能、目标设定与采取行动的技能。

(四) 效果评价

社区慢性病管理的效果可以通过以下几种方式进行评价:①疾病知识的知晓率;②自我管理的临床结果和指标结果评价;③患者的满意度调查;④慢性病患者干预行为的结果。

四、社区慢性病随访管理

(一) 随访原则

1. 个性化原则 根据每位慢性病患者的病情,确定分类管理水平,同时考虑患者的个人需求、心理及家庭因素,制订个性化的随访计划、随访方式及随访内容等。

2. 连续性原则 社区卫生服务机构和综合医院共同对慢性病患者进行管理。根据患者的病情,按照转诊条件和转诊路径进行转诊,保证患者在综合医院和社区卫生服务机构及居家治疗之间一体化的连续动态管理。

3．及时性原则　定期为慢性病患者进行病情和相关因素的评估，及时发现问题，并采取适当、有效的干预措施。

（二）随访方式

1．门诊随访　社区医务人员通过接诊患者，结合随访要求进行检查并记录。主要适用于定期到社区就诊的患者。

2．群体随访　社区医务人员通过设立慢性病俱乐部等形式或利用各种活动场所（居委会、老年人活动中心等）开展群体随访。主要适用于距离医疗机构较远或因各种原因不便定期就医的患者。

3．个人随访　社区医务人员通过上门服务或电话联系的方式进行随访管理并记录。主要适用于卧床、行动不便以及因各种原因不能到门诊就诊的患者。

（三）随访内容

了解患者的病情稳定情况或病情变化情况，并评估治疗情况（评估药物治疗及非药物治疗情况）；了解慢性病相关指标的检查和监测情况；为慢性病患者提供健康教育和自我管理指导。

第二节　社区常见慢性病的护理与管理

社区常见慢性病的护理与管理对于居民健康至关重要。通过专业的护理与管理，能够有效控制慢性病的恶化，减少患者因病情引发的痛苦和不适，还能提供科学的生活和饮食建议，促进患者养成健康的生活习惯。此外，通过社区对常见慢性病的集中管理，还可以降低对医疗资源的过度依赖，优化医疗资源配置，为社区居民提供更加高效、便捷的医疗服务。

一、高血压

高血压是以血压升高为主要特点的全身性疾病。《中国居民营养与慢性病状况报告（2020 年）》显示，我国 18 岁及以上居民的高血压患病率为 27.5%，目前成人高血压患者数估计为 2.45 亿。高血压是导致冠心病、脑卒中等心血管疾病及死亡的主要原因之一。《健康中国行动（2019—2030 年）》中明确提出，到 2030 年，30 岁及以上居民高血压知晓率和规范管理率分别提高到 65% 和 70% 以上。为了实现这一目标，社区卫生服务人员应当在卫生行政部门的统一领导下，积极开展高血压防治和健康知识普及行动，提高居民对高血压的认知，使其增强自我保健意识，并不断提升疾病管理能力。

（一）流行病学特点

1．患病率逐年上升　据多次高血压流行病学调查，我国成人高血压患病率呈上升趋势。

2. 致残率和病死率高　高血压是心血管疾病的主要危险因素,而心血管疾病所致死亡占我国城乡居民总死亡原因的首位。血压水平与脑卒中的发生密切相关,血压升高也是冠心病和心力衰竭的危险因素。

3. 知晓率、治疗率和控制率偏低　高血压知晓率、治疗率和控制率是高血压流行病学和防治研究的重要参数。随着我国高血压患病率逐年升高,尽管知晓率、治疗率和控制率呈上升趋势,但整体仍处于较低水平,这可引起我国高血压患者发生心脑血管疾病的比例增加。

(二) 危险因素

目前来说,原发性高血压的病因尚未完全明确,疾病的发生与遗传因素、年龄及不良生活方式等有关。

1. 高钠低钾饮食　是我国人群高血压发病的危险因素。血压水平和高血压患病率与钠盐摄入量呈正相关,与钾摄入量呈负相关。

2. 超重和肥胖　与高血压患病率关联最显著。近年来,我国人群中超重和肥胖的比例明显增加,35~64 岁中年人的超重率为 38.8%,肥胖率为 20.2%。腹型肥胖与高血压的关系较为密切,随着内脏脂肪指数的增加,高血压患病风险增加。

3. 长期精神紧张　如焦虑、压力过大、愤怒、恐惧等可激活交感神经而引起血压升高,长期精神紧张者发生高血压的风险是正常人群的 1.18~1.55 倍。

4. 其他危险因素　包括高血压家族史、高龄、过量饮酒、缺乏体力活动、糖尿病、血脂异常、大气污染等。

(三) 诊断

在未服用抗高血压药物的情况下非同日进行 3 次测量,收缩压≥140 mmHg(18.7 kPa)和(或)舒张压≥90 mmHg(12 kPa)可诊断为高血压。一旦诊断为高血压,必须鉴别原发性或继发性,排除继发性高血压的可能后,才能确诊为原发性高血压。高血压确诊后可以按血压增高水平分为 1~3 级(表 6-1)。

表 6-1　血压水平分类和定义

分　　类	收缩压(mmHg)	舒张压(mmHg)
正常血压	<120 和	<80
正常高值	120~139 和(或)	80~89
高血压	≥140 和(或)	≥90
1 级高血压(轻度)	140~159 和(或)	90~99
2 级高血压(中度)	160~179 和(或)	100~109
3 级高血压(重度)	≥180 和(或)	≥110
单纯收缩期高血压	≥140 和	<90

注:当收缩压和舒张压分属于不同级别时,以较高的分级为准。

（四）社区管理

按照《国家基本公共卫生服务规范（第三版）》及 2022 年《中国高血压临床实践指南》要求，我国高血压患者的社区健康管理如下。

1. 筛查 及时检出高血压是防治的第一步，具体筛查流程见图 6-1。

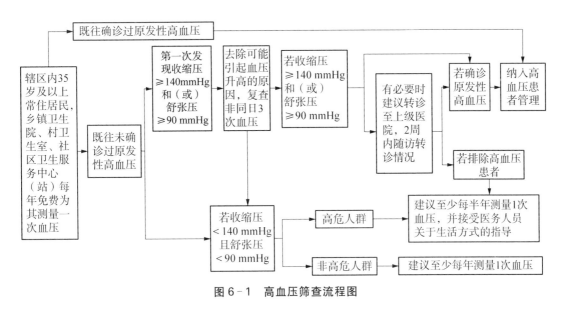

图 6-1 高血压筛查流程图

（1）对辖区内 35 岁及以上常住居民，每年为其免费测量一次血压（非同日进行 3 次测量）。

（2）对首次发现收缩压≥140 mmHg 和（或）舒张压≥90 mmHg 的居民，在去除可能引起血压升高的因素后进行复查，若非同日 3 次血压均高于正常，可初步诊断为高血压。建议其到上级医院确诊，2 周内随访转诊结果，对已确诊的原发性高血压患者，将其纳入高血压患者健康管理范围。

（3）如患者存在以下六项指标中任意一项高危因素，建议至少每半年测量一次血压，并接受生活方式指导：①血压高值[收缩压 130～139 mmHg 和（或）舒张压 85～89 mmHg]；②超重或肥胖：超重（24 kg/m² ≤BMI＜28 kg/m²）；肥胖（BMI≥28 kg/m²）；腹型肥胖（男性腰围≥90 cm，女性腰围≥85 cm）；③高血压家族史（一、二级亲属）；④长期高盐饮食；⑤长期过量饮酒（每日饮白酒≥100 ml）；⑥男性＞55 岁，女性＞65 岁。

2. 随访 对原发性高血压患者，每年要进行至少 4 次面对面随访，具体见高血压患者的社区管理流程图（图 6-2）。

1）建立健康档案（SOAP）

（1）主观资料（S）：首次接诊应询问患者的症状、诊疗过程、伴随疾病及控制情况等。

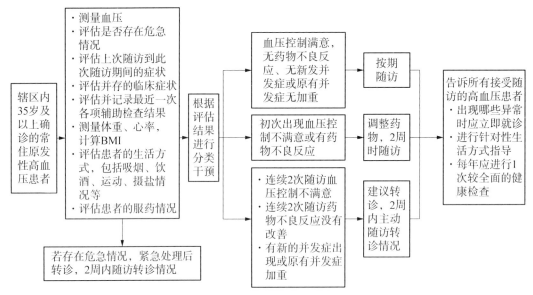

图 6‐2　高血压患者的社区管理流程图

（2）客观资料采集（O）：包括体格检查、实验室及其他辅助检查。

（3）健康问题评估（A）：患者存在的健康问题及影响健康的危险因素，疾病控制情况，有无并发症等。

（4）制订随访计划（P）：包括危险因素干预计划、治疗计划、检查计划等。

2）随访评估　目的是评估高血压患者的心血管疾病发病风险、靶器官损害情况及并存的临床情况。随访评估是确定高血压治疗策略的基础，具体评估内容和计划安排如表 6‐2 所示。

表 6‐2　高血压随访内容

监测项目	初诊	每次随访	季度随访	年度随访
症状	√	√	√	√
血压	√	√	√	√
体重	√	√	√	√
BMI	√	√	√	√
心率	√	√	√	√
饮食指导	√	√	√	√
运动指导	√	√	√	√
心理咨询	√	√	√	√
服药依从性	√	√	√	√
药物不良反应	√	√	√	√
血常规	√			√
尿常规	√			√
血钾	√			√

（续表）

监测项目	初诊	每次随访	季度随访	年度随访
血糖	√			√
血脂四项	√			√
肌酐、尿素氮	√			√
肝功能	√			√
心电图	√			√

（1）测量血压并评估是否存在危急情况，若出现收缩压≥180 mmHg 和（或）舒张压≥110 mmHg；存在意识改变、头晕或剧烈头痛、恶心、呕吐、视力模糊、眼痛、心悸、胸闷、喘憋不能平卧、处于妊娠期或哺乳期同时血压高于正常等危急情况之一，或存在不能处理的其他疾病，必须在处理后紧急转诊，且乡镇卫生院、村卫生室、社区卫生服务中心（站）在 2 周内随访转诊情况。

（2）若无须紧急转诊，则询问上次随访到此次随访期间的症状。

（3）测量体重、心率，计算 BMI。

（4）询问既往疾病情况，如心脑血管疾病、糖尿病等；询问生活方式，如吸烟、饮酒、运动和盐摄入情况等。

（5）了解患者的服药情况。

📖 拓展阅读 6-1　高血压患者随访服务记录表

3. 分类干预

（1）对血压控制满意：一般高血压患者血压降至 140/90 mmHg 以下；≥65 岁的老年高血压患者血压降至 150/90 mmHg 以下，如果能耐受，可进一步降至 140/90 mmHg 以下；一般糖尿病或慢性肾脏病患者的血压目标可以在 140/90 mmHg 的基础上再适当降低；无药物不良反应、无新发并发症或原有并发症无加重的患者，预约下一次随访时间，每 1～3 个月随访 1 次。

（2）第一次出现血压控制不满意，或出现药物不良反应的患者，结合其服药依从性，必要时增加现用药物剂量、更换或增加不同类的降压药物，2 周内随访。

（3）对连续两次出现血压控制不满意或药物不良反应难以控制以及出现新的并发症或原有并发症加重的患者，建议其转诊到上级医院，2 周内随访转诊情况。

（4）开展有针对性的健康教育，涉及疾病知识、生活方式（饮食、运动、心理等）、用药指导、病情监测及定期随访等。

（五）健康指导

1. 生活方式干预　是高血压患者综合性治疗策略的重要组成部分，应该贯穿于疾病管理的全过程。生活方式干预包括提倡健康的生活方式，消除不利于身心健康的行为和习惯。

（1）减少钠盐摄入，增加钾的摄入：减少钠盐的摄入可有效降低血压，建议钠盐摄入量最好每天限制在 5 g 以内。

（2）合理膳食：建议高血压患者的饮食以蔬菜、水果、低脂乳制品、富含膳食纤维的全谷物、植物蛋白质为主，减少饱和脂肪酸和反式脂肪酸的摄入。指导患者多饮水，预防便秘。

（3）控制体重：推荐高血压患者将体重控制在正常范围内（BMI 为 $18.5\sim23.9\,kg/m^2$，男性腰围 $<90\,cm$，女性腰围 $<85\,cm$），方法包括控制能量摄入、增加体力活动和行为干预。

（4）不吸烟、不饮酒或限制饮酒：①不吸烟，同时避免被动吸烟，对戒烟成功者进行随访和监督，避免复吸；②避免过量饮酒，建议高血压患者不饮酒。

（5）适度运动锻炼：提倡进行中等强度的有氧运动（如步行、慢跑、骑自行车、游泳等），规律进行，循序渐进，每周运动 4～7 天，每次运动 30～60 min。中等强度的有氧运动是指能达到最大心率[最大心率（次/分）＝220－年龄]的 60%～70% 的运动。避免高强度、力量型和竞技运动，如打篮球、踢足球、举重等。

（6）减轻精神压力，保持心理平衡和良好睡眠：①指导患者保持良好的心态，学会控制情绪；②有明显焦虑或抑郁表现时应到专业医疗机构就诊，避免由于精神压力导致的血压波动。

2. 用药指导

（1）提高用药依从性：①高血压一旦确诊应积极、规范治疗，帮助患者树立长期治疗的意识，血压降至理想水平后应继续服用维持剂量，以保持血压相对稳定。②指导患者严格遵医嘱按时、按量用药，不得随意增减药量、停药或换药，否则容易引起血压波动，导致不良后果。

（2）观察药物疗效和不良反应：①用药后注意监测血压情况，每天定时测量并记录；②密切观察药物不良反应，避免因血压大幅下降导致脑供血不足而出现头晕、跌倒等。

3. 病情监测指导

（1）指导患者自测血压，建议有条件的患者使用经过国际标准认证合格的上臂式自动血压计自测血压。指导患者掌握测量技术和规范操作方法，做到“定人、定时间、定血压计、定体位、定部位”。每天记录血压测量结果，随访时提供给医务人员作为治疗参考。

（2）指导患者学会自我观察病情，掌握用药后血压变化及观察临床症状，能判断有无心、脑、肾等重要脏器受损的表现。若出现血压急剧升高、剧烈头痛、呕吐、视物模糊等症状，应及时就医。

　拓展阅读 6-2　家庭血压监测

　拓展阅读 6-3　《国家基层高血压防治管理指南（2020 版）》

二、糖尿病

糖尿病是一种由遗传和环境因素共同影响导致的慢性代谢异常综合征,其主要特征是持续的高血糖状态。这种疾病具有长期性和终身性,主要包括 1 型糖尿病、2 型糖尿病、妊娠糖尿病及其他特殊类型的糖尿病。若病情无法得到有效控制,可能会引发酮症酸中毒、高渗性昏迷等急性代谢紊乱,并可能对眼、肾、神经、血管、心脏等造成损害,病情严重的情况下甚至可能导致残疾或死亡,给患者及其家庭带来巨大的痛苦。糖尿病在社区中是一种常见的多发性疾病,因此其预防、治疗和管理成了社区卫生服务的重要职责和挑战。

(一)流行病学特点

我国是世界上糖尿病患者最多的国家。近年来我国成人糖尿病患病率持续上升,已高达 11.9%,且发病日趋年轻化。我国糖尿病的发病以 2 型糖尿病为主,1 型糖尿病及其他类型糖尿病少见;糖尿病患者中男性略多于女性;经济发达地区的糖尿病患病率明显高于不发达地区,城市高于农村。《中国慢性病及危险因素监测报告 2018》显示,全国糖尿病知晓率、治疗率和控制率分别为 38.0%、34.1% 和 33.1%,基层糖尿病防治任务艰巨,防治能力和健康管理的同质化水平亟待提高。

(二)危险因素

1. **遗传因素**　糖尿病具有显著的遗传倾向,这表现为糖尿病在家族中的明显聚集现象。具有糖尿病家族史的人群患糖尿病的概率显著高于无家族史的人群,尤其是 2 型糖尿病,其遗传倾向更为突出。

2. **年龄因素**　随着年龄的增长,身体各组织逐渐老化,功能逐渐衰退,胰岛素的分泌可能不足,加之长期的不良生活习惯及健康问题的积累,糖尿病的患病率会随之上升。

3. **生活方式**　不良的生活方式也是糖尿病的重要诱因。例如,摄入过多高热量、高脂肪、高胆固醇、高糖及低纤维的食物;缺乏运动,采取久坐的生活方式;过度饮酒;以及长期的心理压力和不良情绪等。

4. **生物与化学因素**　某些病毒感染与糖尿病的发病有关。例如,1 型糖尿病与柯萨奇病毒、腮腺炎病毒、风疹病毒之间存在关联。此外,接触某些化学毒物和药物(如噻嗪类利尿药、苯妥英钠)可能影响糖代谢,引发葡萄糖不耐受性,从而在某些敏感个体中诱发糖尿病。长期使用糖皮质激素也与糖尿病的发病有关。

(三)诊断

目前国际通用的诊断标准和分类是 WHO(1999 年)标准,包括糖代谢状态分类标准(表 6 - 3)与糖尿病的诊断标准(表 6 - 4)。

表 6-3 糖代谢状态分类

糖代谢分类	静脉血浆葡萄糖（mmol/L）	
	空腹血糖	糖负荷后 2 h 血糖
正常血糖	<6.1	<7.8
空腹血糖受损（IFG）	6.1～7.0	<7.8
糖耐量减低（IGT）	<7.0	7.8～11.1
糖尿病	≥7.0	≥11.1

注：IFG 和 IGT 统称为糖调节受损，也称糖尿病前期。

表 6-4 糖尿病的诊断标准

诊断标准	静脉血浆葡萄糖或糖化血红蛋白水平
典型糖尿病症状（多饮、多尿、多食、体重下降）加上随机血糖检测或加上	≥11.1 mmol/L
空腹血糖检测或加上	≥7.0 mmol/L
葡萄糖负荷后 2 h 血糖检测无糖尿病症状者，需改日重复检查	≥11.1 mmol/L
糖化血红蛋白	≥6.5%

注：空腹状态指至少 8 h 没有进食热量；随机血糖指不考虑上次用餐时间，一天中任意时间的血糖，不能用来诊断空腹血糖受损或糖耐量异常。

（四）社区管理

根据《国家基本公共卫生服务规范（第三版）》的要求，糖尿病患者的社区管理流程如图 6-3 所示。

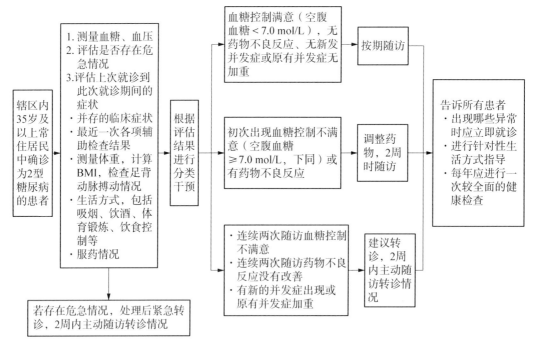

图 6-3 糖尿病患者的社区管理流程图

1. 筛查 社区卫生服务机构需要对辖区内 35 岁及以上的 2 型糖尿病患者进行规范的社区管理。对工作中发现的 2 型糖尿病高危人群进行有针对性的健康教育，每年至少测量 1 次空腹血糖，并接受医务人员的健康指导。

2. 随访 对确诊的 2 型糖尿病患者，每年为其提供 4 次免费空腹血糖检测的机会，至少进行 4 次面对面随访。①测量空腹血糖和血压，并评估是否存在危急情况，如出现血糖≥16.7 mmol/L 或血糖≤3.9 mmol/L；收缩压≥180 mmHg 和（或）舒张压≥110 mmHg；意识或行为改变、呼气有烂苹果味、心悸、出汗、食欲减退、恶心、呕吐、多饮、多尿、腹痛、深大呼吸、皮肤潮红；持续性心动过速（心率＞100 次/分）；体温＞39 ℃ 或有其他的突发异常情况，如视力突然骤降、妊娠期及哺乳期血糖高于正常值等危险情况之一，或存在不能处理的其他疾病时，必须在处理后紧急转诊。对于紧急转诊者，乡镇卫生院、村卫生室、社区卫生服务中心（站）应在 2 周内主动随访转诊情况。②若不需紧急转诊，询问上次随访到此次随访期间的症状。③测量体重，计算 BMI，检查足背动脉搏动情况。④询问患者疾病情况和生活方式，包括心脑血管疾病、吸烟、饮酒、运动、主食摄入情况等。⑤了解患者的服药情况。

3. 分类干预 ①对血糖控制满意（空腹血糖＜7.0 mmol/L），无药物不良反应、无新发并发症或原有并发症无加重的患者，预约下一次随访。②对第一次出现空腹血糖控制不满意（空腹血糖≥7.0 mmol/L）或出现药物不良反应的患者，结合其服药依从情况进行指导，必要时增加现有药物剂量、更换或增加不同类的降糖药物，2 周时随访。③对连续两次出现空腹血糖控制不满意或药物不良反应难以控制以及出现新的并发症或原有并发症加重的患者，建议其转诊到上级医院，2 周内主动随访转诊情况。④对所有的患者进行针对性的健康教育，与患者一起制订生活方式改进目标，并在下一次随访时评估进展。告诉患者出现哪些异常情况时应立即就诊。

（五）健康指导

1. 饮食指导 ①合理饮食，适当运动，有助于血糖的良好控制。②主食定量，粗细搭配，提倡升糖指数低的主食。③多吃蔬菜，选择合适的水果，种类和颜色要丰富多样。④常吃鱼、禽、奶类、豆类，蛋、肉适量，限制对加工肉制品的摄入。⑤清淡饮食，少油低盐，应当足量饮水且不饮酒。⑥定时定量进餐，细嚼慢咽，根据实际情况少食多餐。

2. 运动指导 ①掌握运动治疗的适应情况及禁忌证。②提倡低、中等强度运动[最大心率的 50%～70%，运动时有点费力，心跳和呼吸加快但不急促]，适应中等强度后可循序渐进地进行较大强度运动，以有氧运动为主，每周运动约 150 min，辅以每周 2～3 次抗阻运动。③根据患者的糖尿病病程、严重程度、并发症、年龄、个人条件、家庭状况、运动环境、生活习惯、经济情况、文化背景等多方因素制订运动方案，强调多样性、趣味性，针对个体情况因人而异。④运动治疗需要与饮食治疗、药物和心理治疗、糖尿病教育、血糖监测等多个方面相结合，方能获得最大的治疗效益。⑤循序渐进（逐渐延长运动时间、增加运动频率、加大运动强度），坚持运动（每周 3～5 次）。选择喜欢并且适合的运动种类，注意运动安全，避免受伤。

3. 药物治疗指导 口服降糖药物治疗时,应告知患者要按时、按剂量服药,不可随意增减药量;可通过观察血糖水平、糖化血红蛋白等评价药物疗效;应观察有无低血糖反应,磺脲类药物于餐前半小时服用,最重要的不良反应是低血糖。双胍类药物餐中或餐后服用,主要的不良反应是胃肠道反应。糖苷酶抑制剂应与第一口饭同服,主要不良反应是腹胀。噻唑烷二酮的主要不良反应是体重增加和水肿。格列奈类药物的常见不良反应是低血糖和体重增加,但服药后低血糖的发生风险和程度较磺脲类药物轻。SGLT2 抑制剂的常见不良反应为生殖泌尿道感染。胰高糖素样肽-1(GLP-1)受体激动剂均需皮下注射,常见不良反应为胃肠道症状(如恶心、呕吐等),主要见于初始治疗时,不良反应可随治疗时间延长而逐渐减轻。胰岛素治疗的不良反应包括低血糖、胰岛素过敏和注射部位皮下脂肪萎缩或增生。

4. 血糖监测 是糖尿病管理中的重要组成部分,其结果有助于评估糖尿病患者糖代谢紊乱的程度,制订合理的降糖方案,反映降糖治疗的效果并指导治疗方案的调整。目前临床上血糖监测方法包括利用血糖仪进行的毛细血管血糖监测、持续葡萄糖监测(continuous glucose monitoring, CGM)和糖化白蛋白(glycated albumin, GA)的检测等。其中毛细血管血糖监测包括患者、自我血糖监测(self-monitoring of blood glucose, SMBG)及在医院内进行的床边快速血糖检测。

5. 低血糖预防指导 ①对非糖尿病患者来说,低血糖症的诊断标准为血糖<2.8 mmol/L。而接受药物治疗的糖尿病患者,只要其血糖水平<3.9 mmol/L 就属于低血糖范畴。②低血糖可表现为交感神经兴奋(如心悸、焦虑、出汗、饥饿感等)和中枢神经症状(如神志改变、认知障碍、抽搐和昏迷)。③严格遵守医生的治疗方案,按时、按量服用药物,不随意减少药物剂量或更改服药时间,特别是使用降糖药物的患者,不当的药物调整可能导致血糖升高。④保持规律的饮食习惯,定量、定时进餐,避免因食欲增加或胃肠道问题导致食物摄入过多。⑤合理安排运动,避免运动不足,糖尿病患者的运动应在餐后 1～2 h 进行,选择适合自己的运动强度,以帮助控制血糖。⑥限制饮酒,酒精可能影响降糖药物的效果,从而导致血糖升高。⑦定期监测血糖,及时发现并处理血糖异常情况。⑧随身携带糖尿病病情卡,以便在发生低血糖等紧急情况时,他人能够了解病情并提供及时的救助。

6. 足部护理指导 ①定期检查患者是否存在糖尿病足病的危险因素,教育患者及其家属进行足的保护,穿着合适的鞋袜,去除容易引起溃疡的因素。②每天检查双足,特别是足趾间,洗脚时的水温要低于 37 ℃;不宜用热水袋、电热器等物品直接保暖足部。③避免赤足行走,避免自行修剪胼胝或用化学制剂来处理胼胝或趾甲。④穿鞋前先检查鞋内有无异物或异常,每天换袜子,不穿过紧的袜子或鞋。⑤足部皮肤干燥时可以使用油膏类护肤品。

🔲 拓展阅读 6-4 2 型糖尿病患者随访服务记录表

三、冠心病

冠心病是由多种遗传和环境因素相互作用导致的一组以冠状动脉粥样硬化和心肌

缺血为特征的慢性心血管疾病。冠心病的防治和管理是社区卫生服务的重要职责。通过健康教育、生活方式干预、药物治疗和必要的手术治疗,可以有效地延缓冠心病的发展,提高患者的生活质量和生存率。

(一)流行病学特点

冠状动脉粥样硬化性心脏病是指由于冠状动脉粥样硬化使管腔狭窄、痉挛或阻塞,导致心肌缺血、缺氧或坏死而引起的心脏病,统称为冠状动脉性心脏病,简称为冠心病。随着世界人口的老龄化,全球冠心病的死亡人数将持续上升。2020 年公布的《中国心血管健康与疾病报告 2019》推算我国冠心病患者有 1100 万例,其在北方省市的数量普遍高于南方省市。冠心病患病率在城市高于农村,但病死率在农村高于城市,已成为城乡居民致残、致死的最主要原因之一。

(二)危险因素

1. 高血压　高血压患者动脉粥样硬化的发病率明显升高,患冠心病的可能性较血压正常者高 3～4 倍。

2. 血脂异常　是动脉粥样硬化最重要的危险因素,血清胆固醇水平与冠心病的发病率和病死率成正比。

3. 糖尿病　是冠心病发病的高危因素之一,胰岛素依赖型和非胰岛素依赖型均为危险因素。

4. 吸烟　与不吸烟者比较,吸烟者冠心病的发生率和病死率增高 2～6 倍,且与每日的吸烟支数成正比,被动吸烟也是危险因素。

5. 家族史　有冠心病、糖尿病、高血压、血脂异常家族史者,冠心病的发病率增加。家族中有年龄<50 岁时患冠心病者,其近亲发生冠心病的可能性是无这种情况的患者的 5 倍。

6. 体力活动减少　缺少锻炼、从事久坐职业的人比积极活动职业的人员患冠心病的风险要增加 1.9 倍。

7. 年龄和性别　随着年龄的增长,冠心病的发病率不断提高。此外,冠心病发病存在性别差异,冠心病在男性中的发病率高于女性,绝经女性冠心病发病率为非绝经女性的 2 倍。

8. 膳食因素　是冠心病发病风险的一个重要决定因素,进食高热量的饮食或较多的动物脂肪及胆固醇者易患冠心病。

9. 其他　如肥胖、性格急躁、高同型半胱氨酸血症等。

(三)诊断与分型

冠心病的诊断主要依据临床症状、危险因素和辅助检查。1979 年 WHO 将本病分为隐匿型或无症状性心肌缺血、心绞痛、心肌梗死、缺血性心肌病及猝死 5 型。近年来又提出两种综合征的分类:①急性冠状动脉综合征(acute coronary syndrome,ACS),包括不稳定型心绞痛、非 ST 段抬高型心肌梗死、ST 抬高型心肌梗死。②慢性心肌缺血综合征,包括隐匿性冠心病、无症状性心肌缺血、稳定型心绞痛和缺血性心肌病。

(四)健康指导

1. 疾病知识指导　通过健康教育,患者应明确冠心病的危险因素,如高血压、高血脂、糖尿病、吸烟等,并了解如何通过改变生活方式来降低这些风险。此外,对于疾病的典型症状,如胸痛、胸闷、心悸等,也应有所认知,以便在病情发生变化时及时就医。

2. 饮食指导　冠心病患者的饮食应以低盐、低脂、低胆固醇为主。减少动物性脂肪和胆固醇的摄入,如动物内脏、蛋黄、肥肉等,有助于控制病情。增加蔬菜、水果、全谷类、鱼类和豆制品的摄入,可以提供丰富的膳食纤维、维生素和矿物质,对心脏健康有益。同时,饮食要清淡,少量多餐,避免暴饮暴食,以减轻心脏负担。

3. 运动指导　适当的运动可以提高心肺功能,增强心肌收缩力,改善血液循环,从而缓解病情。患者应根据自身情况选择适合的运动方式,如散步、慢跑、骑自行车、游泳等有氧运动。运动时应遵循循序渐进的原则,从低强度开始,逐渐增加运动时间和强度。同时,运动过程中要注意观察身体状况,如出现胸闷、胸痛等不适症状,应立即停止运动并就医。

4. 心理调适指导　患者应保持积极乐观的心态,避免过度紧张和焦虑。可以通过学习放松技巧,如深呼吸、冥想等来缓解压力。此外,与家人和朋友保持沟通,分享自己的感受,也能帮助减轻心理负担。

5. 规范用药指导　患者应严格按照医嘱服药,不可擅自增减药物剂量或更改用药方式。同时,要了解所服药物的作用机制和可能的不良反应,以便在出现问题时及时就医,调整治疗方案。

四、慢性阻塞性肺病

慢性阻塞性肺病(chronic obstructive pulmonary disease, COPD)是较为常见的慢性气道疾病,因其患病率高、病死率高的特点,已构成我国重大疾病负担,是社区常见慢性非传染性疾病之一。该病的预防、治疗和管理也是社区卫生服务面临的巨大挑战。

(一)流行病学特点

COPD是一种严重危害人类健康的常见病,调查结果显示,我国20岁及以上成人COPD的患病率为8.6%,在40岁以上人群中COPD的患病率高达13.7%,估算我国患者数近1亿,提示我国COPD发病仍然呈现高态势。WHO关于病死率和死因的最新预测数字显示,随着发展中国家吸烟率的升高和高收入国家人口老龄化加剧,COPD的患病率在未来40年将继续上升,预测至2060年死于COPD及其相关疾病的患者数每年超过540万人。

(二)危险因素

影响COPD发生的因素较多,不同因素之间相互作用、相互影响,进一步加剧疾病的发生、发展。

1. **遗传、年龄和性别因素** COPD 有遗传易感性。国际 COPD 遗传学联盟最新的研究发现 82 个与 COPD 有关的基因位点,不同的基因与 COPD 不同病理或临床特征关联,从遗传基因的角度支持 COPD 存在异质性。高龄是 COPD 的危险因素,年龄越大,COPD 的患病率越高。

2. **肺生长发育、支气管哮喘和气道高反应性** 妊娠、出生时和青少年时期直接或间接暴露于有害因素时可影响肺的生长,肺的生长发育不良是 COPD 的危险因素。哮喘不仅可以和 COPD 同时存在,还是 COPD 的危险因素,气道高反应性也参与 COPD 的发病过程。

3. **烟草及燃料烟雾** 吸烟是 COPD 最重要的环境致病因素。被动吸烟也可能导致呼吸道症状及 COPD 的发生。柴草、煤炭和动物粪便等燃料产生的烟雾中含有大量有害成分,例如碳氧化物、氮氧化物、硫氧化物和未燃烧完全的碳氢化合物颗粒与多环有机化合物等。

4. **空气污染及职业性粉尘** 空气污染物中的颗粒物质(PM)和有害气体物质(如二氧化硫等)对支气管黏膜有刺激和细胞毒性作用。当空气中 PM2.5 的浓度超过 $35\,\mu g/m^3$ 时,或者职业性粉尘(煤尘、棉尘等)的浓度过大或接触时间过久时,COPD 的患病危险度明显增加,可导致 COPD 的发生。

5. **感染和慢性支气管炎** 呼吸道感染是 COPD 发病和加剧的重要因素,病毒和(或)细菌感染是 COPD 急性加重的常见原因。儿童期反复下呼吸道感染与成年时肺功能降低及呼吸系统症状的发生有关。

(三) 诊断与分级

对有反复下呼吸道感染史、慢性咳嗽或咳痰、呼吸困难和(或)有 COPD 危险因素暴露史的患者,临床上应该考虑 COPD 诊断的可能性。COPD 的诊断主要依据危险因素暴露史、症状、体征及肺功能检查等临床资料,并排除可引起类似症状和持续气流受限的其他疾病,进行综合分析后加以确定。肺功能检查表现为持续气流受限,是确诊 COPD 的必备条件,吸入支气管舒张剂后第一秒用力呼气量/用力肺活量(forced expiratory volume in first second/forced vital capacity,FEV_1/FVC)$<70\%$ 即明确存在持续的气流受限。

对 COPD 患者的病情评估应根据患者的临床症状、肺功能受损程度、急性加重风险以及合并症和并发症等情况进行综合分析,其目的在于确定疾病的严重程度,包括气流受限的严重程度、患者健康状况及未来不良事件的发生风险(如急性加重、住院或者死亡等),以最终指导治疗。COPD 全球倡议(Global Initiative for Chronic Obstructive Lung Disease,GOLD)系统对气流受限进行了分级。①GOLD 1 级(轻度):$FEV_1 \geqslant 80\%$ 预计值;②GOLD 2 级(中度):50% 预计值 $\leqslant FEV_1 < 80\%$ 预计值;③GOLD 3 级(重度):30% 预计值 $\leqslant FEV_1 < 50\%$ 预计值;④GOLD 4 级(极重度):$FEV_1 < 30\%$ 预计值。

（四）健康指导

1. **疾病知识指导**　①戒烟宣教；②COPD 的病理生理与临床基础知识；③长期规律使用药物的重要性；④吸入药物和吸入装置的正确使用；⑤缓解呼吸困难的技巧；⑥了解需要到医院就诊的时机；⑦呼吸康复相关知识；⑧急性加重的处理方式；⑨终末期 COPD 的伦理问题。

2. **饮食指导**　患者应选择富含蛋白质、维生素和矿物质的食物，补充身体所需的氨基酸，帮助修复和增强肺部组织。充足的水分有助于稀释痰液，使其更容易咳出，从而改善呼吸。建议患者每天至少饮用 1 500 ml 水，并根据活动量、气温和湿度适当增减。患者应减少高盐食品的摄入，如腌制食品、罐头食品等。在烹饪时，也应尽量减少盐的使用，可以使用香料和香草来增加食物的风味。

3. **运动指导**　规律的运动训练是呼吸康复的核心内容。每例 COPD 患者的运动训练计划应根据全面评估结果、康复目标、康复场所及可提供的仪器设备来决定。运动训练处方包括运动方式、频率、持续时间、运动强度和注意事项。运动方式分为有氧训练、抗阻训练、平衡柔韧性训练、呼吸肌训练等。呼吸肌功能下降是导致 COPD 患者肺通气不足、气促的常见原因之一，呼吸训练主要包括缩唇呼吸、腹式呼吸及呼吸肌耐力训练。

4. **药物治疗指导**　患者应严格按照医生的处方和用药指导服用药物。COPD 患者常用的药物包括支气管舒张剂、抗炎药物等。这些药物在缓解症状的同时，也可能带来一些不良反应，如口干、心悸等。患者应定期到医院进行复查，以便医生根据病情及时调整治疗方案和用药剂量。同时，患者也应主动向医生反馈自己的症状变化和用药情况，为医生提供全面的治疗信息。

5. **呼吸功能锻炼**　①腹式呼吸：指导患者取立位、坐位或平卧位，两手掌分别放于前胸部与上腹部，用鼻缓慢吸气时，膈肌最大程度下降，腹肌松弛，感受腹部手掌向上抬起；呼气时，腹肌收缩，膈肌松弛，膈肌随胸腔内压增加而上抬，增加呼气量。②缩唇呼吸：指导患者呼气时腹部内陷，胸部前倾，将口唇缩小（呈口哨样），尽量将气呼出，以延长呼气时间；同时口腔压力增加，传至末梢气道，避免小气道过早陷闭，提高肺泡有效通气量。吸气与呼气时间比为 1∶2 或 1∶3，尽量深吸气、慢呼气。③呼吸操：在腹式呼吸练习的基础上进行，即腹式呼吸和扩胸、弯腰、下蹲等动作结合在一起，可改善肺功能、增强体力。

6. **长期家庭氧疗（long-term oxygen therapy，LTOT）**　长期氧疗的目的是使患者在海平面水平、静息状态下达到 $PaO_2 \geqslant 60$ mmHg 和（或）使 SaO_2 达到 90%，以维持重要器官的功能，保证周围组织的氧气供应。LTOT 一般经鼻导管吸入，流量 1.0～2.0 L/min，每天氧疗时长 >15 h。接受 LTOT 的稳定期患者应有如下特征之一：①$PaO_2 \leqslant 55$ mmHg（7.3 kPa）或 $SaO_2 \leqslant 88\%$，伴或不伴有 3 周发生 2 次高碳酸血症的情况。②PaO_2 为 55～60 mmHg（7.3～8.0 kPa），患者出现肺动脉高压，外周水肿（有充血性心力衰竭迹象），或红细胞增多症（红细胞压积 >55%）。开始 LTOT 后，在 60～90 天期间，应对患者的疗效进行重新评估，以判断氧疗是否有效及是否需要继续治疗。

五、脑血管疾病

脑血管疾病是由多种原因导致的脑部血管病变,进而引发脑部血液循环障碍的一组疾病,包括血管的狭窄、闭塞、破裂或异常扩张,从而导致脑部血液供应不足或出血。脑血管疾病是一种严重的健康问题,具有高发病率、高死亡率和高致残率的特点。脑血管疾病种类繁多,常见的有脑梗死、脑出血、蛛网膜下腔出血、短暂性脑缺血发作等,可能导致头痛、眩晕、恶心、呕吐、言语不清、肢体无力或麻木、视力障碍等症状,严重时甚至可能导致昏迷和死亡。脑血管疾病的防治是社区卫生服务面临的另一重要任务。

(一) 流行病学特点

随着我国老龄化进程的不断加剧,脑血管疾病已经成为当今严重威胁我国中老年人健康的公共卫生问题。脑血管疾病是全球人口第二大常见死因,我国每年新发脑卒中患者约为 200 万人,死于脑卒中的患者约为 150 万人。在存活的脑卒中患者中,约 3/4 的患者不同程度丧失劳动能力,重度致残者约占 40%。

(二) 危险因素

1. 不可干预因素　包括年龄、性别、性格、种族、遗传等。55 岁以后脑血管疾病的发病率明显增加,每增加 10 岁,其发生率约增加 1 倍。脑卒中在男性中的发病率高于女性;父母双方有脑卒中史的子女发生脑卒中的风险增加。

2. 可干预因素　①高血压:是最重要的可干预的危险因素。收缩压和舒张压的升高都与脑卒中的发病风险呈正相关。②心脏病:包括冠心病、心脏瓣膜疾病、心房颤动、心肌梗死、心导管和血管内治疗、心脏起搏器和射频消融术等均可增加栓塞性脑卒中的发生率。③糖尿病:是缺血性脑卒中的独立危险因素。④高脂血症:高甘油三酯血症和高胆固醇血症与脑卒中发病有关。⑤高同型半胱氨酸血症:空腹血浆半胱氨酸 $\geqslant 16\,\mu mol/L$。⑥吸烟与酗酒:吸烟者发生缺血性脑卒中的相对危险度为 2.5~5.6,酗酒者脑卒中发病率是一般人群的 4~5 倍。⑦其他:体力活动减少、超重、不良饮食习惯、口服避孕药等。

(三) 诊断及评估

2019 年,中华医学会神经病学分会和中华医学会神经病学分会脑血管病学组撰写了《中国各类主要脑血管病诊断要点 2019》,为我国脑血管病的诊断提供了新参考。

1. 短暂性脑缺血发作诊断　①突发局灶性脑或视网膜功能障碍,符合颈动脉或椎-基底动脉系统缺血表现,一般在 24 h 内(多数不超过 1 h)完全恢复,可反复发作。②头颅 MRI 弥散加权成像未发现相应急性脑梗死证据,为影像学确诊的短暂性脑缺血发作;无条件行弥散加权成像检查时,头颅 CT/MRI 常规序列未发现相应梗死灶,可作为临床诊断依据;无法得到影像学责任病灶证据时,仍以症状/体征持续时间不超过 24 h 为时间界限标准。③排除非缺血性病因。

2. 缺血性脑卒中(脑梗死)诊断　①急性发病的局灶性神经功能缺失,少数可为全面性神经功能缺失。②头颅 CT/MRI 证实脑部相应梗死灶,或症状体征持续 24 h 以上,或在 24 h 内导致死亡。③排除非缺血性病因。

3. **蛛网膜下腔出血诊断** ①突发剧烈头痛,可伴恶心、呕吐、肢体抽搐或不同程度意识障碍,脑膜刺激征阳性。②头颅 CT/MRI 或腰椎穿刺证实蛛网膜下腔有血性脑脊液。③临床或辅助检查证实有与本次出血相关的病因或原因不明,排除其他病因导致的继发性或外伤性蛛网膜下腔出血。

4. **脑出血诊断** ①突发局灶性神经功能缺失或头痛、呕吐、不同程度意识障碍。②头颅 CT/MRI 显示脑内出血病灶。③排除其他病因导致的继发性或外伤性脑出血。

5. **常见的功能障碍** ①躯体活动障碍:是最常见的功能障碍之一,常表现为偏瘫,是致残的重要原因。②感觉功能障碍:主要有痛觉、温度觉、触觉、实体觉和图形觉的减退或消失。③共济障碍:四肢协调动作和行走时身体平衡发生障碍,又称共济失调。④认知功能障碍:主要表现为注意力、定向力、计算力、处理问题的能力水平下降。⑤言语功能障碍:包括失语症、构音障碍和言语失用症。⑥摄食和吞咽能力障碍:表现为流口水、喝水呛咳、食物在口腔中难以下咽。⑦日常生活活动能力障碍:脑血管意外患者由于运动功能、感觉功能、认知功能等多种功能障碍并存,导致日常活动能力下降或丧失。⑧心理障碍:表现为情绪障碍、行为障碍、躯体化不适主诉增多、社会适应不良等心理问题。⑨其他:额纹消失,口角歪斜及鼻唇沟变浅,还可能出现大小便功能障碍和自主神经功能障碍。

6. **常见并发症** ①脑水肿:是最致命性的并发症,可出现意识障碍、瞳孔大小不等、对光反射消失、周期性呼吸、剧烈头痛、呕吐、巴宾斯基征阳性等。②癫痫:分为早发性(≤2 周)和迟发性(>2 周),绝大部分早发性癫痫发作随着原发病的缓解和病程的进展而自动缓解;而迟发性则绝大多数会反复发作,需要抗癫痫药物的长期干预。③感染:包括肺部感染和泌尿系统感染。④压力性损伤:患者意识障碍、瘫痪、大小便刺激、全身状态差等为高危因素。⑤深静脉血栓:应指导患者每天进行下肢被动运动,如以踝关节为中心,做足的上下运动,上下运动的角度不超过 30°。如血栓已形成则应禁止剧烈运动,以防血栓脱落引起肺栓塞而猝死。⑥营养障碍:对急性期吞咽困难者可给予留置胃管及肠内营养支持。⑦认知障碍:不能配合康复训练,严重影响治疗效果。

(四) 健康指导

1. **饮食指导** 合理饮食是脑血管疾病治疗与预防复发的重要手段。①控制总热量摄入,根据患者的体重、身体活动水平等因素,制订个性化的热量摄入计划,避免肥胖,减轻血管负担。②均衡营养,保证食物中蛋白质、脂肪、碳水化合物、维生素和矿物质的适量摄入,以满足身体基本需求。③限制高盐、高脂肪和高胆固醇食物的摄入,以降低血压和血脂水平,降低血管损伤风险。④增加膳食纤维的摄入,如多吃蔬菜、水果、全谷类食物等,有助于改善血脂和血糖水平。⑤对于有吞咽困难或意识障碍的患者,应根据病情调整饮食质地和进食方式,保证营养摄入和安全。

2. **运动指导** ①选择适合的运动项目,如快走、慢跑、游泳等,以及适量的力量训练和平衡训练。②在医生或专业人士的指导下适时调整运动计划,记录运动日记有助于提升运动依从性和效果。③对于合并各种急性感染、严重脑血管疾病并发症、有明显颅内压增高症状、有较严重的周围神经病变、频发低血压、血压波动较大者,应避免剧烈运动或在医生指导下进行运动。④患者在运动时应注意随身携带包括个人联系方式、脑血管疾病病情说明等信息的病情说明卡,以便在紧急情况下得到及时救治。

3. 药物治疗指导　脑血管疾病的药物治疗主要包括降压药、降脂药、抗血小板药等。①社区护士应向患者详细解释药物的作用、用法、用量及注意事项,确保患者能够正确理解并遵医嘱服药。②不同的药物有不同的服药方法,社区护士应指导患者根据所服用药物的特点,掌握正确的服药方法。例如,一些药物需要空腹服用,而另一些药物则需要与食物同服。③患者应根据医生的建议,按时按量服药。不要擅自更改药物种类或剂量,以免影响治疗效果或产生不良反应。社区护士应向患者介绍药物可能引起的不良反应,并告知应对措施。如发生严重不良反应,应立即停药并就医。

4. 康复护理指导　①良肢位:保持功能位,每 2 h 更换一次体位。②关节被动运动:先健侧后患侧,从近端到远端,每个关节方位各运动 2~3 次。③言语及吞咽功能训练:摄食训练、理疗刺激、心理支持及营养支持。④抗痉挛训练:采用 Bobath 式握手上举上肢,使患侧肩胛骨向前,患肘伸展。针对下肢可采用仰卧位双腿屈曲,Bobath 式握手抱住双膝,将头抬起,前后摆动使下肢更屈曲。⑤翻身训练:仰卧位双手交叉,患侧手的拇指位于健侧手之上(Bobath 式握手),屈膝,再将交叉的双手举起,偏向患侧,再向健侧摆动,借助惯性翻向健侧。⑥坐位及平衡训练:尽早让患者坐起,能防止发生肺部感染,改善心肺功能。先从半坐位开始,如无不适症状,再延长坐起时间,然后让患者坐到床上或椅子上。⑦步行训练:注意掌握下地步行的时机,避免加重下肢异常模式和膝关节反张。

六、肿瘤

肿瘤是由多种因素(包括遗传、环境、生活方式等)相互作用引起的一类疾病,其特征为细胞异常增生形成的肿块。肿瘤可分为良性肿瘤和恶性肿瘤两大类,其中恶性肿瘤又称为癌症。良性肿瘤生长缓慢,不侵犯周围组织;而恶性肿瘤则具有侵袭性和转移性,能够侵犯周围组织和器官,引起功能障碍和生命危险。肿瘤的发生和发展是一个多因素、多阶段、复杂的生物学过程,既包括内在的遗传因素,也包括外在的环境因素。吸烟、不健康饮食、缺乏运动、环境污染等不良生活习惯和环境因素均可增加患肿瘤的风险。肿瘤的防治和管理是医疗卫生系统面临的重要任务。早期诊断和治疗是提高治愈率和生存率的关键。同时,提供全面的护理和支持,帮助患者和家属应对疾病带来的身体和心理挑战,也是社区肿瘤管理中不可或缺的一部分。

(一) 流行病学特点

肿瘤已成为全球性的重大健康问题,根据 WHO 的数据,2018 年全球有大约 1 810 万新的癌症病例和 960 万癌症死亡病例。预计到 2040 年,全球癌症病例将增加近 70%,达到 3 000 万例左右。根据国家癌症中心《2022 年全国癌症报告》显示,我国

2016 年新发癌症病例 406.4 万,肿瘤的防控工作同样面临严峻挑战。我国的肿瘤发病特点以肺癌、结直肠癌、胃癌、肝癌和乳腺癌等常见肿瘤为主;男性的肿瘤发病率略高于女性;城市地区的肿瘤发病率明显高于农村地区;经济发达地区的肿瘤发病率高于不发达地区。

(二) 危险因素

1. 不可改变的危险因素　①年龄:65 岁以上患肿瘤的风险最高。②遗传及基因病:肿瘤易感基因联合接触致癌物质更有可能患肿瘤。③性别:男性患肿瘤的风险比女性高。④慢性病:某些慢性病或躯体疾病会导致某类型肿瘤。

2. 可改变的危险因素　①吸烟:据估计,约五分之一的肿瘤患者死亡是由香烟和无烟烟草(咀嚼烟草和鼻烟)导致的。②饮酒:大量饮酒会增加患口腔、食管、结肠、肝脏和上呼吸道肿瘤的风险。中度饮酒会增加患乳腺癌的风险。③不健康的饮食:高饱和脂肪与低水果、蔬菜饮食,又称"西方饮食"。④肥胖:是发达国家中重要的致癌风险因素。⑤缺乏锻炼:久坐不动的生活方式会增加患结肠癌的风险。缺乏锻炼会增加女性患乳腺癌的风险。⑥传染性病原体:最重要的传染性病原体包括幽门螺杆菌、人乳头瘤病毒,以及乙肝和丙肝病毒。⑦辐射:长期暴露在阳光下及其他形式的紫外线辐射会增加患皮肤癌、嘴唇癌和肺癌的风险。⑧职业暴露:暴露于致癌粒子和气体中会导致多种肿瘤。患癌风险最高的两个职业是制造业和采矿业。⑨环境污染:1%～4% 的肿瘤病例是由于空气、水和土壤污染所致。⑩药物:使用己烯雌酚的女性患阴道癌和宫颈癌的机会更大。使用雌激素会增加患子宫内膜癌和乳腺癌的风险。化疗用的烷基化剂可以增加患白血病的风险。⑪食品污染:自然生成的黄曲霉毒素和人为产生的如多氯联苯均可能导致肝癌。

(三) 诊断和分期

1. 诊断

(1)体检:往往可以为早期发现肿瘤提供资料和数据,主要由于肿瘤的早期症状常不明显,特异性差。

(2)影像学检查:为肿瘤诊断、制订治疗方案及观察疗效提供重要依据。

(3)细胞学和组织学证据:被公认为是肿瘤诊断的"金标准"。

(4)肿瘤标志物检查:在明确诊断、疗效观察、复发监测及预后评价方面发挥重要作用。

(5)内镜检查:是诊断消化道肿瘤的首选检查方法。

2. TNM 分期　肿瘤临床分期的目的是反映疾病的发展阶段,为制订治疗计划和评估预后提供依据,目前临床常用的主要是 TNM 分期。T 代表原发肿瘤,根据肿瘤大小和局部范围用 T1～T4 表示,Tis 代表原位癌;N 表示区域淋巴结的情况,按淋巴结受累范围可分为四级(N0、N1、N2、N3),N0 表示淋巴结未受累;M 表明远处转移,M0 为无远处转移,M1 则为有远处转移。在此基础上,用 TNM 中三个指标的组合划定肿瘤分期。肿瘤分期的判定对于临床肿瘤治疗方案的选择和评估预后有着十分重要的意义。

（四）健康指导

1. 生活方式指导　①健康饮食：建议患者选择新鲜、多样化的食物，增加蔬菜、水果、全谷类和优质蛋白质的摄入，尽量避免腌制、油炸和高盐食品。②规律运动：适量且规律的体育锻炼可以增强免疫系统功能，减少肿瘤复发和转移的风险。建议患者根据身体状况选择散步、游泳、瑜伽等中低强度的运动方式，并坚持运动。③心理调适：肿瘤患者常常面临巨大的心理压力和情绪波动。向患者提供心理支持，帮助患者保持积极的生活态度，增强信心，对抗疾病带来的心理压力。④规律作息与充足睡眠：保持规律的作息时间和充足的睡眠有助于身体恢复和免疫系统功能提升。

2. 药物治疗的指导　①指导患者及家属如何观察病情，如定期记录症状、注意药物不良反应等，以评估药物的疗效。②向患者强调必须严格按照医生的指示服用药物，包括剂量、时间和方式。肿瘤治疗通常涉及多种药物和长时间的治疗周期，因此遵医嘱用药至关重要。③长期使用某些药物可能会带来一些不良反应。患者应定期与医生沟通，及时调整治疗方案，以最大限度地减少不良反应并提高生活质量。

3. 疼痛指导　正确地评估患者的疼痛程度；积极控制疼痛，如采用药物、心理疗法等。学习并遵循 WHO 推荐的三阶梯镇痛治疗原则，提供定时、定量、个体化治疗，并依据疼痛情况不断调整镇痛方案；积极采取非药物止痛法，如放松、冷热敷、按摩等；对患者及其家属进行有关疼痛治疗的教育。

4. PICC 导管维护指导　①一般每周维护一次；可根据实际情况或季节变化适当调整维护的间隔时间。注意保护 PICC 导管及贴膜，防止弄脏或弄湿贴膜，保持贴膜局部清洁、干燥；不要擅自撕下贴膜，贴膜有卷曲松动、贴膜下有汗液时，应及时去医院处理。②注意事项：可从事日常活动，但避免参与重体力、剧烈活动；可淋浴，避免盆浴；单用纱布敷料或合用纱布敷料和透明敷贴，需 48 h 更换；禁止向 PICC 导管高压推注造影剂（耐高压导管除外）；避免在置管一侧手臂测血压及静脉穿刺；PICC 留置时间＜1 年；部分导管脱出后不可回送，暂时用透明贴膜固定，并立即去医院处理；全部导管脱出时，立即用无菌纱布、无菌棉签按压穿刺点，并妥善保存导管，立即去医院处理。

数字课程学习

○教学 PPT　　○导入案例解析　　○复习与自测　　○更多内容

第七章 社区传染病与突发公共卫生事件的护理与管理

章前引言

近年来,在全球范围内,不同类型的传染病和突发公共卫生事件时有出现,如禽流感、手足口病等。传染性突发公共卫生事件的突发性和破坏性,不仅对社会公众的健康带来严重损害,还是对国家和政府应对突发公共卫生事件的能力和水平的考验。在传染病和突发公共卫生事件中,通过合理的健康促进活动和卫生教育,社区护理可以帮助居民掌握基本卫生知识和技能,减少传染病的传播风险,保护社区居民的健康和安全,共同筑牢社区防控和应对传染病的防线。

学习目标

1. 了解社区常见传染病的病原学特点和流行病学特点。
2. 能简述控制传染源、切断传播途径和保护易感者的主要措施。
3. 能运用疾病相关知识和护理技能,开展有针对性的心理护理和健康教育。
4. 理解突发公共卫生事件的概念与分级分类、预检分诊和救护原则。
5. 学会识别常见的社区传染病,予以正确的护理干预与管理。
6. 培养社区突发公共卫生事件的救护与管理能力。
7. 树立社区突发公共卫生事件心理应激与心理危机干预观念。

思维导图

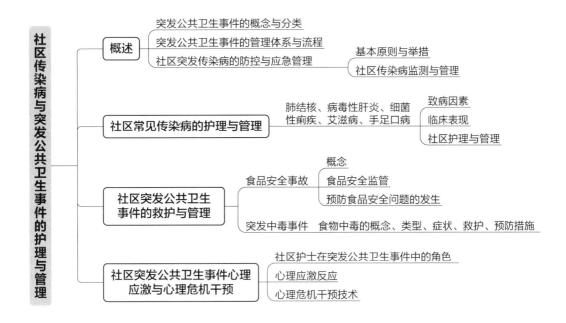

案例导入

　　1988 年 1 月初,上海许多年轻人突然出现身体发热、上吐下泻等症状,全身乏力,面色越来越黄,甚至还出现连眼睛都发黄的黄疸症状。无一例外这些患者都被诊断为甲型肝炎,随后患者数量呈几何级攀升,势头异常凶猛,到 1 月 31 日达到 12 399 例。3 个月就感染了近 30 万人,死亡 31 人,直接经济损失达近 5 亿元。经临床调查显示,85% 的甲肝患者在病发前曾食用过毛蚶。同时,一个家庭有两个人以上发病的情况很多,发病时间较为集中。由此认定此次事件和吃毛蚶有很大的关系。相关卫生机构在送检的毛蚶中,也确实检测出其携带甲肝病毒。所幸,在社会各界的共同努力下,甲肝疫情在几个月后逐渐得到了平息。

　　问题:

　　根据突发事件的发生情况,如何判定突发公共卫生事件的严重性?

第一节　概　述

一、突发公共卫生事件的概念与分类

（一）概念

突发公共卫生事件是指突然发生,造成或者可能造成社会公众健康严重损害的重大传染病疫情、群体性不明原因疾病、重大食物中毒和职业中毒以及其他严重影响公众健康的事件。

（二）分类与分级

1. 分类　根据事件的成因和性质,突发公共卫生事件分为:重大传染病疫情、群体性不明原因疾病、重大食物中毒和职业中毒、新发传染性疾病、群体性预防接种反应和群体性药物反应,重大环境污染事故,核事故和放射事故,生物、化学、核辐射恐怖事件,自然灾害(如水灾、地震、火灾、泥石流)导致的人员伤亡和疾病流行,以及其他影响公众健康的事件。

2. 分级　根据突发公共卫生事件的性质、危害程度、涉及范围,突发公共卫生事件划分为特别重大(Ⅰ级)、重大(Ⅱ级)、较大(Ⅲ级)和一般(Ⅳ级)四级。

二、突发公共卫生事件的管理体系与流程

（一）应急管理体系

1. 组织体系　为有效预防、及时控制和消除突发公共卫生事件及其危害,应指导和规范各类突发公共卫生事件的应急处理工作,最大程度地减少突发公共卫生事件对公众健康造成的危害,保障公众身心健康与生命安全。依据《中华人民共和国传染病防治法》,2006 年制定颁布《国家突发公共卫生事件应急预案》。该预案分为总则,应急组织体系及职责,突发公共卫生事件的监测、预警与报告,突发公共卫生事件的应急反应和终止,善后处理,突发公共卫生事件应急处置的保障,预案管理与更新和附则八个部分。

依据《国家突发公共卫生事件应急预案》成立有应急指挥机构、日常管理机构和专家咨询委员会。全国突发公共卫生事件应急指挥部负责对特别重大突发公共卫生事件的统一领导、统一指挥,做出处理突发公共卫生事件的重大决策。指挥部成员单位根据突发公共卫生事件的性质和应急处理的需要确定。国务院卫生行政部门设立卫生应急办公室(突发公共卫生事件应急指挥中心),负责全国突发公共卫生事件应急处理的日常管理工作。

2. 保障体系　突发公共卫生事件应急处理应坚持预防为主,平战结合,国务院有

关部门、地方各级人民政府和卫生行政部门应加强突发公共卫生事件的组织建设,组织开展突发公共卫生事件的监测和预警工作,加强突发公共卫生事件应急处理队伍建设和技术研究,建立健全国家统一的突发公共卫生事件预防控制体系,保证突发公共卫生事件应急处理工作的顺利开展。社区护士参与救护,需要具备以下素质。

(1) 社区护士参与突发公共卫生事件的条件:注册护士,具备急救技能,具有良好体魄与坚强意志、良好的心理素质,接受过卫生应急培训并合格的人员。

(2) 社区护士参与突发公共卫生事件的能力。①现场评估和急救:能进行现场检伤分类,掌握各种急救护理技术。②伤员转运与监护:了解转运伤员的指征和注意事项,并监测伤患情况。③心理支持技术:识别个体、家庭和社区的心理社会需求(包括参与救援者),并进行简单的心理辅导。④健康教育:在突发事件预防及救助过程中,需要对居民实施自救与他救健康教育。⑤评估和判断能力:快速评估并确定灾害的性质和范围、受灾人群的基本情况、存在的安全隐患等。⑥其他救护技能:如药物管理、疫苗发放、人群居住点的卫生管理、个案调查、大规模人群的感染控制等。⑦与其他部门人员的协作能力。

(二) 预警处置机制

1. 预警方式　主要分为直接预警、定性预警、定量预警和长期预警。

2. 预警级别　根据预测分析结果,Ⅰ级、Ⅱ级、Ⅲ级和Ⅳ级突发公共卫生事件预警依次用红色、橙色、黄色和蓝色表示。

3. 预警信息发布　根据各类突发公共卫生事件应急预案,按照突发公共卫生事件可能发生、发展趋势和危害程度,发布预警信息。

4. 突发公共卫生事件的报告　根据《国家基本公共卫生服务规范(第三版)》中的规定报告突发公共卫生事件。

(1) 报告程序与方式:具备网络直报条件的机构,在规定时间内进行传染病和(或)突发公共卫生事件相关信息的网络直报;不具备网络直报条件的机构,按相关要求通过电话、传真等方式进行报告,同时向辖区县级疾病预防控制机构报送《传染病报告卡》和(或)《突发公共卫生事件相关信息报告卡》。

(2) 报告时限:发现甲类传染病和乙类传染病中的肺炭疽、严重急性呼吸综合征、埃博拉出血热、人感染禽流感、寨卡病毒病、黄热病、拉沙热、裂谷热、西尼罗病毒等新发输入传染病患者和疑似感染者,或发现其他传染病、不明原因疾病暴发和突发公共卫生事件相关信息时,应按有关要求于 2 h 内报告。发现其他乙、丙类传染病患者、疑似感染者和规定报告的传染病病原携带者,应于 24 h 内报告。

(3) 订正报告和补报:发现报告错误,或报告病例转归或诊断情况发生变化时,应及时对《传染病报告卡》和(或)《突发公共卫生事件相关信息报告卡》等进行订正;对漏报的传染病病例和突发公共卫生事件,应及时进行补报。

三、社区突发传染病防控与应急管理

传染性疾病的预防与控制是社区传染病管理和疫情防控的核心环节,社区在传染病防控中扮演着举足轻重的角色。必须充分发挥社会和社区的联动与协同作用,确保传染病的监测工作得以有效进行,并积极开展宣传教育活动,提升公众的防护意识和知识水平。通过社区全方位的联防联控、群防群治策略,我们将共同构筑起坚实的屏障,守护社区居民的健康与安全。

(一) 基本原则与举措

1. 基本原则　坚持"预防为主、防治并行、依法科学、分级应对"的防控方针。通过常态化精准防控与局部紧急应对的有机结合,致力于实现"及时发现、迅速处置、精确管控、有效救治"的工作目标,从而全面推进常态化疫情防控任务。

2. 核心举措　着重实施"五早"策略,即"早发现、早诊断、早报告、早隔离、早治疗"。通过加强社区的精确防控工作,并扩大检测覆盖面,从而切实捍卫人民群众的生命安全与身体健康。

(二) 社区传染病监测与管理

1. 病例发现与监测类型

(1) 医疗机构监测:各级医疗机构都需要提升医务人员对于传染病的识别和报告能力。应特别关注以下几类重点人群的监测工作:①出现发热、干咳等呼吸道症状的患者。②罹患不明原因肺炎或严重急性呼吸道感染的住院病患。③从事与发热或感染性疾病相关工作的医务人员,以及从事冷链食品加工和销售的人员。同时,对于来自农贸市场、养老机构、精神专科医院、监管机构、托幼机构和学校等关键场所,并出现呼吸道症状的患者,也应加强监测。

(2) 社区特定人群监测:针对社区中来自高风险区域的人员、已解除医学观察的人员、传染病康复出院的患者,以及入境人员,社区应对其进行持续的健康监测。出现发热、干咳、乏力、腹泻等疑似症状时,应立即前往就近的发热门诊进行就诊。

(3) 密切接触者监测:对于传染病患者的密切接触者,须进行严格的健康监测。若他们出现上述症状,应立即转运至指定的医疗机构进行专业的诊治。

2. 社区管理

(1) 诊断:①具有流行病学史中的任意一点,并且满足临床表现中的两条标准;②或者没有明确流行病学史,但符合临床表现中的两条标准。

(2) 管理:①旅行或居住史:确认病例在发病前14天内是否有病例报告社区或无症状感染者所在社区的旅行或居住经历。②接触史:核查病例在发病前14天内是否与已知病例或无症状感染者有过接触。③与有症状者接触史:了解病例在发病前14天内是否接触过来自有病例报告或无症状感染者社区的发热或有呼吸道症状的患者。④聚集性发病情况:调查病例是否在14天内在小范围场所(如家庭、办公室、学校等)内,与至少一个出现发热或相关疾病症状的人有过接触。

3. 确诊病例的管理

（1）确诊病例的界定：疑似病例若同时满足病原学、血清学检测呈阳性以及出现相应的临床症状，即可被确诊为某种传染病。

（2）隔离与治疗措施：传染病一旦确诊，患者应立刻被隔离并接受积极的治疗。患者须在指定的医疗机构进行隔离治疗，即使治愈出院，也需要继续在家中进行医学观察，并采取个人防护措施。在隔离期间，患者应每日监测体温和体征等身体状况，注意观察是否出现发热、咳嗽、气喘等呼吸道症状。

▣ 拓展阅读 7-1　《中华人民共和国传染病防治法》

第二节　社区常见传染病的护理与管理

传染病与突发公共卫生事件都是严重影响人们身心健康的危害因素。随着免疫接种的广泛开展，许多传染病已得到有效控制或消灭，但仍有部分传染病有再度流行的趋势；同时，一些新发传染病也给疾病防控带来严峻考验，提高社区护理人员对传染病与突发公共卫生事件的处置能力尤为重要。通过本节的学习，使社区护理人员能具备常见传染病护理及突发公共卫生事件管理的综合能力。

一、肺结核

结核病是由结核分枝杆菌感染引起的一种慢性传染性疾病，广泛流行，是全球关注的公共卫生和社会问题，也是我国重点控制的疾病之一。肺结核是结核病最主要的类型，是指发生在肺组织、气管、支气管和胸膜的结核，占各器官结核病总数的 80%～90%。临床上以低热、盗汗、乏力、消瘦等结核中毒症状，咳嗽、咳痰、咯血、胸痛、呼吸困难等呼吸系统表现为主。肺结核的致病菌中 90% 为结核分枝杆菌。

（一）致病因素

1. 病原学特点　结核分枝杆菌对干燥、冷、酸、碱等抵抗力强，在干燥或低温环境下可存活数月或数年。结核分枝杆菌对紫外线比较敏感，煮沸 5min 可杀死结核分枝杆菌。

2. 流行病学特点　①传染源：主要是痰中带菌的肺结核患者。②传播途径：主要是呼吸道飞沫传播，患者通过咳嗽排出的结核菌悬浮在飞沫核中，人体吸入后引起感染。③易感人群：生活贫困、居住拥挤、营养不良等经济落后的人群；婴幼儿、老年人、HIV 感染者；患麻疹、百日咳、糖尿病等免疫力低下或接受免疫抑制剂治疗者。

（二）临床表现

1. 全身症状　发热最常见，多为长期午后低热。部分患者有乏力、食欲减退、盗汗和体重减轻等全身毒性症状;育龄女性可有月经失调或闭经。若肺部病灶进展播散时,可有不规则高热、畏寒等。

2. 呼吸系统症状 咳嗽、咳痰是肺结核最常见的症状。多为干咳或咳少量白色黏液痰。有空洞形成时,痰量增多;合并细菌感染时,痰呈脓性且量增多。合并厌氧菌感染时有大量脓臭痰;合并支气管结核时表现为刺激性咳嗽。

3. 咯血 1/3～1/2 的患者有不同程度的咯血,患者常有胸闷、喉痒和咳嗽等先兆,以少量咯血多见,少数严重者可大量咯血。

4. 胸痛 炎症波及壁层胸膜时可引起胸痛,为胸膜炎性胸痛,随呼吸运动和咳嗽而加重。

5. 呼吸困难 当病变广泛和(或)患结核性胸膜炎有大量胸腔积液时,可有呼吸困难症状。多见于干酪性肺炎和大量胸腔积液患者,也可见于纤维空洞性肺结核的患者。

(三) 社区护理与管理

1. 饮食 肺结核是一种慢性消耗性疾病,须高度重视营养摄入,可结合患者的饮食习惯制订适宜的饮食摄入计划,为患者提供高热量、高蛋白且富含钙、维生素的饮食。注意饮食搭配,保证色、香、味以促进食欲。成人每日蛋白质摄入总量应为 90～120 g,且优质蛋白质最好达到一半。由于机体代谢增加,同时盗汗会使体内水分消耗量增加,应补充足够的水分,每日不少于 2 000 ml,保证机体代谢的需要和体内毒素的排泄。

2. 休息 轻症患者应避免劳累和重体力劳动,保证充足的睡眠和休息,处于恢复期时可适当增加户外活动,进行有氧锻炼,以增强体质,促进康复。休息的程度与期限取决于患者的代谢功能、病灶的性质与病变趋势。

3. 用药指导 ①抗结核化疗对控制结核病起决定性作用,护士应向患者及其家属反复强调化疗的重要性及意义,督促患者按医嘱服药,坚持完成规则、全程化疗,以提高治愈率、减少复发。②向患者说明化疗药的用法、疗程,以及可能出现的不良反应和表现,督促患者定期检查肝功能及听力情况,如出现巩膜黄染、肝区疼痛、胃肠不适、眩晕、耳鸣等不良反应时,要及时与医生联系,不要自行停药,大部分不良反应经相应处理后可以消除。

4. 预防与隔离

1) 控制传染源

(1) 疫情报告:根据《中华人民共和国传染病法》规定,确诊病例、临床诊断病例和疑似肺结核患者均为病例报告对象,应于 24 h 内上报。

(2) 高危人群筛查:筛查对象主要是痰涂片阳性肺结核患者的密切接触者,包括患者的家庭成员、同事和同学等。高危人群应定期接受检查,年龄<15 岁的儿童可以做结核菌素试验;≥15 岁的少年及成年人可接受 X 线透视或胸片检查,以利早期发现病患。学校里如果有结核病患者,至少对患者所在班级或全年级的学生做结核菌素试验。

2) 切断传播途径

(1) 环境消毒:做好呼吸道传播及接触传播的防范。患者居家治疗时,居室应具备较好的通风条件,并经常进行通风换气,保持空气新鲜;食具要单独使用,每天煮沸消毒,煮沸时间＞30 min;应经常将被服放在阳光下暴晒。

（2）个人防护:居家治疗的患者应尽量与家人分室居住;同睡一张床时,必须要分头睡。患者咳嗽或打喷嚏时要用手帕捂住口鼻,不大声喧哗,以免细菌扩散。

（3）医疗废物管理:患者的痰要吐在专用有盖的容器内,加入含氯消毒剂干粉,使其有效氯含量达 10 000 mg/L,搅拌后作用 2 h 再倾倒。痰量不多时也可吐在纸内,将有痰的纸放在塑料袋内一并烧掉。盛痰容器要每天消毒,可用含有效氯 2 000 mg/L 的消毒液浸泡或煮沸消毒。

（4）终末消毒:重症患者住院后或患者死亡离开家后,应对居住地进行终末消毒。

3）保护易感者　对易感人群进行卡介苗接种,对象为社区中的婴幼儿及学龄期儿童。

5. 健康教育

（1）养成良好的个人卫生习惯:患者咳嗽、打喷嚏时,应避让他人、遮掩口鼻。不能随地吐痰,应将痰液吐在有消毒液的有盖容器内,不方便时可将痰吐在消毒湿纸巾或密封痰袋里。肺结核患者尽量不去人群密集的公共场所,如必须去,应佩戴口罩。

（2）开展社区宣教:利用"世界防治结核病日"等契机,结合本社区实际情况,通过各种形式开展肺结核防治知识的宣教,提高社区居民对肺结核危害性的认识。引导社区居民树立"个人是健康第一责任人"的意识。强调肺结核可防可治,并不可怕,更不能歧视肺结核患者,营造关注、关爱肺结核患者的良好氛围。

二、病毒性肝炎

病毒性肝炎是由多种肝炎病毒引起的,以肝脏损害为主的一组全身性传染病。根据病原学类型,目前确定的肝炎病毒有甲型、乙型、丙型、丁型、戊型。虽然各型病毒性肝炎的病原体不同,但其临床表现相似,如乏力、食欲减退、厌油腻、肝大、肝功能异常等,部分病例出现发热及黄疸。甲型和戊型病毒性肝炎主要由消化道传播,表现为急性肝炎;乙型、丙型和丁型病毒性肝炎主要由血液、体液、母婴、性接触传播,易转为慢性肝炎,在部分患者中可发展为肝硬化或肝细胞癌。本病无性别差异,各年龄段均可发生。

（一）致病因素

1. 病原体特点　目前已经证实,导致病毒性肝炎的肝炎病毒有甲型、乙型、丙型、丁型、戊型五种,以甲型肝炎、乙型肝炎较为常见。

2. 流行病学特点

（1）甲型肝炎。①传染源:甲型肝炎无病毒携带状态,传染源为急性期患者和隐性感染者,患者在发病前 2 周和起病后 1 周,从粪便中排出的病毒最多,传染性最强。②传播途径:主要经粪口传播。污染的水源和食物可导致甲型肝炎暴发流行,大多为散发性发病,极少见输血传播。③人群易感性:抗甲型肝炎阴性者均易感。

（2）乙型肝炎。①传染源：主要是急性、慢性乙型肝炎患者和病毒携带者，慢性乙型肝炎患者和 HBsAg 携带者是最主要的传染源，其传染性与体内乙型肝炎病毒 DNA 含量成正比。②传播途径：血液中乙型肝炎病毒含量高，微量的被污染的血进入人体即可造成感染，血液传播是主要的传播方式。母婴传播：包括宫内感染、围生期传播、分娩后感染。性接触传播：乙型肝炎患者或乙型肝炎病毒携带者与他人发生无防护的性接触，特别是多个性伴侣者及同性恋者，感染乙型肝炎病毒的危险性明显增高。③人群易感性：抗 HBs 阴性者均易感。

（二）临床表现

潜伏期：甲型肝炎 2～6 周，平均 4 周；乙型肝炎 1～6 个月，平均 3 个月；丙型肝炎 2 周～6 个月，平均 40 天；丁型肝炎 4～20 周；戊型肝炎 2～9 周，平均 6 周。甲型和戊型肝炎主要表现为急性肝炎。乙、丙、丁型肝炎除可表现为急性肝炎外，慢性肝炎更常见。5 种肝炎病毒之间可重叠感染或混合感染，可导致病情加重。

1. 急性肝炎　分为急性黄疸型肝炎和急性无黄疸型肝炎两种类型。

1）急性黄疸型肝炎　典型的临床表现分 3 期，病程 2～4 个月。

（1）黄疸前期：持续 5～7 天，表现为畏寒、发热、乏力、食欲减退、厌油、恶心、呕吐、腹胀、肝区痛、腹泻、尿色加深等，肝功能改变主要为丙氨酸转氨酶、天冬氨酸转氨酶升高。

（2）黄疸期：持续 2～6 周，自觉症状好转，黄疸逐渐加深，尿液呈浓茶色，巩膜、皮肤黄染，1～3 周达到高峰。体检常见肝大、质软，有压痛及叩击痛。部分患者有一过性阻塞性黄疸表现，如皮肤瘙痒、粪色变浅等。血清胆红素和转氨酶升高，尿胆红素阳性。

（3）恢复期：本期持续 1～2 个月，症状消失，黄疸逐渐消退，肝、脾回缩，肝功能恢复正常。

2）急性无黄疸型肝炎　较黄疸型肝炎多见。主要表现为消化道症状，起病缓慢，病情较轻，恢复较快，病程多在 3 个月内。

2. 慢性肝炎　急性肝炎病程超过半年，或原有乙、丙、丁型肝炎或 HBsAg 携带史，本次又因同一病原体再次出现肝炎症状、体征及肝功能异常者可以诊断为慢性肝炎。根据病情轻重分为轻度、中度和重度。

1）轻度慢性肝炎　反复出现乏力、纳差、厌油腻、肝区不适、肝大伴轻压痛，也可有轻度脾大。部分患者无症状、体征，肝功能指标仅 1 项或 2 项异常。病情迁延，少数发展为中度。

2）中度慢性肝炎　介于轻度和重度之间。

3）重度慢性肝炎　有明显或持续的肝炎症状、体征，如乏力、纳差、厌油腻、腹胀、腹泻，伴有肝病面容、肝掌、蜘蛛痣或肝、脾大。肝功能持续异常。

3. 重型肝炎（肝衰竭）　是最严重的临床类型。各种肝炎均可引起肝衰竭，病因及诱因复杂。

1）临床表现　黄疸迅速加深，血清胆红素增高；肝脏进行性缩小，出现肝臭；出血倾向;迅速出现腹水、中毒性鼓肠;肝性脑病;肝肾综合征。

2)分型

(1)急性肝衰竭:起病较急,早期即出现上述肝衰竭临床表现。

(2)亚急性肝衰竭:此期病程可长达数月,首先出现Ⅱ度以上肝性脑病者,称为脑病型;首先出现腹水及其相关症状者,称为腹水型。晚期可有难治性并发症,病程较长,常超过3周,可至数月,容易转化为慢性肝炎或肝硬化。

(3)慢加急性肝衰竭:在慢性肝病的基础上出现的急性肝功能失代偿。

(4)慢性肝衰竭:在慢性肝炎或肝炎后肝硬化的基础上出现的肝衰竭。

(三)社区护理与管理

1. 一般护理

(1)休息与活动:急性肝炎、重型肝炎、慢性肝炎活动期、ALT升高者应卧床休息,以减轻肝脏负担,增加肝脏血流量,利于肝细胞修复。症状好转、黄疸消退、肝功能改善后,逐渐增加活动量,以不感到疲劳为度。肝功能正常后1～3个月可恢复日常活动及工作,注意不宜过度劳累。

(2)饮食与营养:①急性期:宜食用清淡、易消化、富含维生素的流质饮食,如进食量不能满足生理需要,可遵医嘱静脉补充葡萄糖、脂肪乳和维生素。②黄疸消退期:食欲好转后,可逐渐增加饮食,少食多餐,避免暴饮暴食。多食水果、蔬菜等富含维生素的食物。③肝炎后肝硬化、重症肝炎:血氨升高时限制或禁食蛋白质,病情好转后再逐渐增加摄入量,应选择植物蛋白。

(3)皮肤护理:每日早、晚用温水擦身1次,勤剪指甲,必要时戴手套以防抓伤。可用炉甘石洗剂擦拭瘙痒部位。

2. 用药护理　遵医嘱给予抗病毒药物、保肝药物、免疫调控药物、降转氨酶药物等。

3. 预防与隔离

(1)管理传染源。①隔离和消毒:处于肝炎急性期时应住院治疗,甲型及戊型肝炎者自发病日算起隔离3周;乙型及丙型肝炎者隔离至病情稳定后可以出院。对患者的分泌物、排泄物、血液以及污染的医疗器械和物品均应进行消毒处理。②献血员管理:献血员应在每次献血前进行体格检查,检测ALT及HBsAg,肝功能异常、HBsAg阳性者不得献血。③HBsAg携带者管理:HBsAg携带者不能献血,可照常工作和学习,但要加强随访,应注意个人卫生,个人食具、刮刀修面用具、洗漱用品等应与健康人分开,HBcAg阳性者不可从事饮食行业、饮用水卫生管理及托幼工作。

(2)切断传播途径。①对甲型和戊型肝炎应预防消化道传播,重点在于加强粪便管理,保护水源,对饮用水进行严格消毒,加强食品卫生和食具消毒。②对乙、丙、丁型肝炎的预防重点在于防止通过血液和体液传播,对供血者进行严格筛查,做好血源检测。推广一次性注射用具,对重复使用的医疗器械要严格消毒灭菌。注意个人卫生,不共用剃须刀和牙具等用品。

（3）保护易感人群。①甲型肝炎流行期间，易感者可接种甲型肝炎减毒活疫苗，接触者可接种人血清免疫球蛋白。②乙型肝炎疫苗全程需要接种 3 针，接种按照 0、1、6 个月程序进行（接种第 1 针疫苗后，间隔 1 个月及 6 个月分别注射第 2 及第 3 针疫苗）。新生儿接种乙肝疫苗要求在出生后 24 h 接种，越早越好。对 HBsAg 阳性的产妇所产的婴儿，出生后须立即注射高效价抗 HBV IgG，同时接种乙肝疫苗，增强阻断母婴传播的效果。

4. 健康指导

（1）疾病知识指导：告知患者保持充足的休息、合理的营养是治疗各型肝炎的主要方法，指导其制订合理的休息与活动计划。

（2）疾病预防指导：告知患者和家属病毒性肝炎的传播途径，介绍隔离的目的及隔离的方法，指导患者要物品专用，家中实行分餐制，注意对食具、用具、衣被、排泄物进行消毒。

（3）生活指导：告知患者及家属病毒性肝炎的家庭护理和自我保健知识，避免酗酒、劳累、不合理用药、不良情绪等诱因，减少复发的机会。

（4）用药指导与病情监测：指导患者遵医嘱进行抗病毒治疗，明确用药剂量和使用方法，告知其不规则用药或自行停药的风险。告知患者出院第 1 个月复查一次，以后每 1～2 个月复查一次，半年后每 3 个月复查一次，定期复查 1～2 年。

三、细菌性痢疾

细菌性痢疾简称菌痢，是由志贺菌属（又称痢疾杆菌）引起的肠道传染病，通过粪-口途径感染和传播。志贺菌属分 A、B、C、D 4 个群，细菌的侵袭力和毒素为主要致病因素。细菌性痢疾属于乙类传染病，须严格管理。

（一）致病因素

1. 病原学特点　菌痢的病原体是痢疾杆菌，属于肠杆菌科志贺菌属，为革兰氏阴性杆菌。根据菌体抗原和生化反应不同，分为 4 个群，即痢疾志贺菌为 A 群，福氏志贺菌为 B 群，鲍氏志贺菌为 C 群，宋内氏志贺菌为 D 群。我国以福氏志贺菌和宋内氏志贺菌多见。福氏志贺菌感染后易转为慢性；宋内氏志贺菌感染引起的症状较轻，多呈不典型发作；痢疾志贺菌毒力最强，可引起严重症状。

2. 流行病学特点　①传染源：主要为菌痢患者及带菌者，其中非典型患者、慢性患者及带菌者易被忽略，其流行病学意义更大。②传播途径：主要经消化道传播，志贺菌主要通过污染食物、水、生活用品，经口传播；亦可通过苍蝇污染食物而传播。③人群易感性：普遍易感。但有两个发病高峰年龄段，即学龄前儿童和青壮年。

（二）临床表现

本病潜伏期一般为 1～4 天，短者数小时，长者可达 7 天。

1. 急性菌痢

（1）普通型：发热、腹痛、腹泻、里急后重、黏液脓血便、左下腹压痛等。

（2）轻型：全身中毒症状不明显，症状轻，病程短。

（3）重型：多见于老年、体弱、营养不良者，症状重。

（4）中毒性：多见于 2～7 岁儿童。有休克或脑水肿等严重表现，肠道症状较轻。根据临床表现不同，可分为脑型、休克型、混合型。

2. 慢性菌痢　病程 2 个月以上。根据临床表现不同，可分慢性迁延型、急性发作型、慢性隐匿型。

（三）社区护理与管理

1. 一般护理

（1）休息指导：频繁腹泻、全身症状明显时应卧床休息。腹泻伴发热、疲乏无力、严重脱水时应协助患者床边排便，减少体力消耗。提供良好的休息环境，避免烦躁、紧张、焦虑等不良情绪，有利于减轻不适。

（2）饮食与营养：中毒性菌痢、严重腹泻伴呕吐者可暂禁食，给予静脉补充所需营养，让肠道充分休息。发病早期能进食者，给予高热量、高蛋白、高维生素、低脂、无渣、少纤维素、易消化、清淡流质或半流质饮食，避免生冷、多渣、油腻或刺激性食物，少量多餐，可饮糖盐水。病情好转后逐渐恢复至正常饮食。

（3）皮肤护理：每次排便后用温水清洗肛周，保持肛周清洁、干燥，并涂以润滑剂，减少刺激。伴明显里急后重者，嘱患者排便时不要过度用力，以免脱肛。发生脱肛时，可戴橡胶手套按摩，助其回纳。

2. 用药护理　遵医嘱使用有效抗菌药物，使用喹诺酮类药物时注意观察有无头晕、嗜睡、胃肠道反应、肾毒性、过敏、粒细胞减少等不良反应。喹诺酮类药物的不良反应包括光敏反应，故用药后要注意保护皮肤，尽量避免长时间日光照射。早期禁用止泻药，便于毒素排出。

3. 病情观察　观察患者的生命体征，注意体温、血压变化，观察休克型患者有无面色苍白、四肢湿冷、血压下降、脉搏细速、少尿等休克征象；如有休克征象，立即通知医生并配合抢救。记录排便次数、性状、量及伴随症状。记录出入量，注意观察出入量是否平衡，有无脱水情况。观察治疗效果，注意粪便常规、粪便细菌培养结果。

4. 对症护理

（1）腹痛护理：分散患者的注意力，腹部置热水袋热敷，解除肠道痉挛。必要时遵医嘱用阿托品、颠茄合剂解痉止痛，不用止痛剂。

（2）腹泻护理：密切观察腹痛性质、里急后重程度及伴随症状，注意有无水、电解质紊乱，正确记录排便次数、性质及量。遵医嘱用药，合理使用抗生素，禁用止泻药，鼓励多饮水，不能进食者静脉补充营养。

5. 预防与隔离

（1）管理传染源：做到早发现、早报告、早诊断、早隔离、早治疗，对急性、慢性菌痢患者和带菌者应隔离或定期进行访视管理，并给予彻底治疗，直至粪便培养连续 3 次（每次间隔 1 周）均为阴性。

（2）切断传播途径：养成良好的卫生习惯，注意饮食和饮水卫生，餐前、便后洗手是预防菌痢最重要的措施。

（3）保护易感人群：口服活菌苗预防菌痢，免疫期可维持 6～12 个月，对同型志贺菌保护率约为 80%，但对其他菌型无保护作用。积极治疗肠道疾病，减少菌痢的发生。

6. 健康指导　多途径多形式开展卫生知识宣传及健康教育，养成良好的个人卫生习惯，餐前、便后洗手，不饮生水，禁食不洁食物，提高群众的自我保护意识。在痢疾流行期间，易感者可口服多价痢疾减毒活疫苗，提高机体免疫力。宣传、指导有关菌痢的预防、护理、治疗知识，提高患者治疗的依从性。告知患者遵医嘱按时、按量、按疗程服药，以便能在急性期彻底治愈，防止转变成慢性菌痢。加强体育锻炼，保持生活规律，慢性菌痢者、带菌者定期到医院随访，遵医嘱进行彻底治疗，直至痊愈，复发时及时治疗。

四、艾滋病

艾滋病又称获得性免疫缺陷综合征（acquired immunodeficiency syndrome，AIDS），是由人类免疫缺陷病毒（human immunodeficiency virus，HIV）引起的慢性传染病。艾滋病传播速度快，发病缓慢，病死率高，属于乙类传染病，须严格管理。目前，艾滋病已成为严重威胁我国公众健康的重要公共卫生问题。发现不及时、治疗不彻底或管理不当都会对个人健康及社会造成危害，给家庭和社会带来沉重的经济负担。

（一）致病因素

1. 病原学特点　艾滋病的病原体是人免疫缺陷病毒（HIV），这是一种直径为 100～120 nm 的球形颗粒，由核心和包膜两部分组成。HIV 的基因组是由两条单链 RNA 组成，属于反转录病毒科慢病毒属中的人类慢病毒组。目前可将 HIV 分为 HIV－1 型和 HIV－2 型。全球流行的主要毒株是 HIV－1 型。HIV 对紫外线敏感。

2. 流行病特点　①传染源：被 HIV 感染的人。HIV 主要存在于传染源的血液、精液、阴道分泌物、脑脊液、羊水和乳汁等液体中。②传播途径：血液传播、性接触传播、母婴传播。③易感染人群：主要有男男同性性行为者、静脉注射毒品者、与 HIV/AIDS 者有性接触者，以及多性伴侣人群。

（二）临床表现

根据中华医学会感染病学分会艾滋病丙型肝炎学组制定的《中国艾滋病诊疗指南（2018 版）》，艾滋病分为以下 3 期。

1. 急性期

（1）发生时间：通常发生在初次感染 HIV 后 2～4 周。

（2）临床表现：以发热最为常见，可伴有咽痛、盗汗、恶心、呕吐、腹泻、皮疹、关节疼痛、淋巴结肿大及神经系统症状。多数患者症状轻微，持续 1～3 周后可缓解。

（3）血清检查：可检出 HIV RNA 和 p24 抗原，而 HIV 抗体在感染后 2 周左右出现；$CD4^+/CD8^+$ 可倒置；部分患者有白细胞和血小板轻度减少或肝功能异常。

2. 无症状期

（1）持续时间长短不一：此阶段通常可持续 6~8 年，但具体时间因个体差异而异，受多种因素影响，包括感染 HIV 病毒的数量和类型、感染途径、个人体质、营养状况及生活习惯等。

（2）具有潜在传染性：尽管在此阶段感染者可能并无明显症状，但 HIV 病毒在感染者体内持续复制，导致免疫系统逐渐受损。CD4$^+$T 淋巴细胞计数会逐渐下降，这是免疫系统功能减弱的重要标志。此外，感染者可能出现淋巴肿大等轻微症状或体征，但这些往往不易被察觉或引起重视，从而增加了病毒传播的风险。

3. 艾滋病期

感染 HIV 后的终末阶段。大多患者的 CD4$^+$T 淋巴细胞计数＜200 个/μl，血浆病毒载量明显升高。此期临床表现为 HIV 感染相关症状、体征及各种机会性感染和肿瘤。

1）HIV 相关症状表现　为持续一个月以上的发热、盗汗、腹泻；体重下降 10% 以上；可有神经精神症状，如记忆力减退、精神淡漠、性格改变、头痛、癫痫及痴呆等。另外还可出现持续性全身性淋巴结肿大，其特点为：①除腹股沟以外有两个或两个以上部位的淋巴结肿大。②淋巴结直径≥1 cm，无压痛，无粘连。③持续 3 个月以上。

2）各系统的临床表现

（1）呼吸系统：以肺孢子菌肺炎最为多见。表现为肺炎和肺结核等，是艾滋病的主要致死病因。

（2）消化系统：口腔和食管炎症或溃疡最为多见，吞咽疼痛、腹泻和体重减轻。

（3）中枢神经系统：新型隐球菌脑膜炎、结核性脑膜炎、弓形虫病等。表现为头晕、头痛、癫痫、进行性痴呆等。

（4）皮肤黏膜：可有肿瘤性病变，如卡波西肉瘤引起紫红色或深蓝色浸润或结节。机会性感染如白色念珠菌或疱疹病毒所致口腔感染、外阴疱疹病毒感染、尖锐湿疣等。

（5）眼部：巨细胞病毒、弓形虫引起视网膜炎，眼部卡波西肉瘤等。

（三）社区护理与管理

1. 生活指导　由于艾滋病患者抵抗力低，应尽量避免到公共场所，注意个人卫生，不接触感染性疾病患者。注意饮食卫生和膳食平衡。家庭成员应掌握自身防护的知识和方法，注意保护皮肤，皮肤有破损时不能接触患者。孕妇及儿童应尽量避免接触艾滋病患者。

2. 用药指导　已有的抗病毒药物和治疗方法，虽不能治愈艾滋病，但实施规范的抗病毒治疗可有效抑制病毒复制，降低传播危险，延缓发病。不规范的抗反转录病毒治疗，更容易产生耐药性。提高治疗依从性，是降低耐药性的重要措施。抗反转录病毒药物的不良反应较多，患者出现药物不良反应后，要及时就诊。

3. 家庭隔离及消毒指导　除性关系外，感染者在家庭内横向传染的机会非常小，但家庭成员还是应采取必要的隔离和消毒措施。接触被感染者血液、体液污染的物品和排泄物时要戴手套,避免直接接触;HIV 感染者的生活、卫生用具应单独使用;女性患者月经期使用过的卫生棉等要放入塑料袋中尽快焚烧,其他被血液或体液污染的物品要用消毒液进行消毒后再清洗。

4. 心理支持　家庭和社区要为 HIV 感染者营造友善、理解、健康的生活和工作环境,解除患者的孤独和恐惧感。尊重患者的人格,建立良好的护患关系,关心、帮助、不歧视 HIV 感染者。帮助他们改变高危行为,鼓励他们参与艾滋病防治工作。引导患者接受事实,配合治疗。鼓励 HIV 感染者之间互相关心、支持,建立联系,交流自己配合治疗的心得,重新建立生活信心。

5. 社区健康教育　积极开展预防控制艾滋病的宣传教育工作,使社区居民学习和掌握艾滋病防治的基本知识,避免危险行为,加强自我保护。

(1) 早期发现、早期诊断和早期治疗,感染 HIV 2～12 周后才能从人体血液中检测出。

(2) 科学防护:与 HIV 感染者握手、拥抱、共同进餐、共用劳动工具及办公用品等不会感染艾滋病。要正确认识艾滋病,消除对 HIV 感染者的恐慌情绪,科学预防艾滋病。

(3) 洁身自爱、遵守性道德,树立健康的性观念是预防和控制艾滋病传播的治本之策。加强对高校学生的性安全教育,保护处于青春期的学生健康成长。

(4) 拒绝毒品,珍爱生命。在社区居民,尤其是青少年中开展预防艾滋病、拒绝毒品的教育,宣传共用注射器静脉吸毒是感染和传播艾滋病的高危行为,保护社区居民免受毒品的危害。

(5) 对娱乐场所从业人员(如美容美发、保健按摩等)进行健康宣教和指导,引导他们注意规范经营,从源头上预防和控制高危行业内艾滋病的传播。

6. 艾滋病患者的社区管理

1) 免费咨询及检测　实施免费咨询和 HIV 抗体初筛检测,并保护咨询者、受检者的隐私。自愿咨询与检测艾滋病是及早发现感染者的重要措施。HIV 抗体检测阳性者,可通过咨询获得有关 HIV 抗体确认试验、治疗、预防母婴传播、预防感染他人和得到关怀等方面的帮助和信息服务。

2) 建立患者健康档案及转诊　确认 HIV 抗体阳性者,填写"HIV/AIDS 个案流行调查表",于 24 h 内上报至中国疾病预防控制信息系统,同时向患者出具艾滋病患者转诊单,指导患者前往市公共卫生临床中心就诊。

3) 访视管理

(1) 首访:对患者进行健康教育,使其掌握艾滋病防治知识和技能,控制疾病传播。社区护士在接到艾滋病疫情报告后,24 h 内对患者进行首次访视,及时掌握患者的病情,并给予健康指导。

(2) 复访:了解 HIV/艾滋病患者的病情变化及防治措施落实情况,填写"个案随访表",对 HIV 感染者每半年随访一次,对艾滋病患者每 3 个月随访一次。

（3）死亡随访：了解 HIV 携带或艾滋病患者的死亡原因，及时添加死亡随访。

五、手足口病

（一）致病因素

1. 病原学特点　手足口病的病原体主要是肠道病毒，其中以柯萨奇病毒 A16 型和肠道病毒 71 型（EV71）最为常见。这些病毒为小 RNA 病毒科，肠道病毒属，具有高度的传染性和稳定性。病毒颗粒呈球形，直径为 20～30 nm，无包膜。病毒对乙醚、去污剂和消毒剂具有一定的抵抗力。

2. 流行病学特点　①传染源：手足口病患者和隐性感染者是主要的传染源。患者在起病前数天及起病后一周内传染性最强，咽部排毒可持续 1～2 周，粪便排毒可持续 3～5 周。②传播途径：手足口病主要通过粪-口途径传播，即病毒通过患者的粪便、咽喉分泌物、唾液和疱疹液等广泛传播。密切接触和呼吸道飞沫也是传播途径之一。③易感人群：手足口病主要影响 5 岁以下的儿童，尤其是 3 岁以下的婴幼儿最易感染。但所有年龄段的人群均存在感染风险。

（二）临床表现

手足口病的潜伏期多为 2～10 天，平均 3～5 天。根据疾病的发生发展过程，将手足口病进行如下分期和分型。

1. 第一期（出疹期）　①发热：多发生在皮疹出现之前，体温在 38～40 ℃，持续 1～5 天。可伴有咳嗽、流涕、食欲不振、腹泻等症状。②皮疹：好发于手心、足底、口腔黏膜和臀部。口腔黏膜疹较早出现，主要位于咽峡部、舌及两颊部。典型皮疹表现为斑丘疹、丘疹、疱疹，不疼不痒，皮疹恢复时不结痂、不留疤；不典型皮疹表现为大疱样改变，伴疼痛及痒感，且不限于手、足、口部位。③咽痛：部分患儿可诉咽痛，吞咽困难。婴幼儿常表现为流涎、进食时哭闹。④脱甲：部分患儿可发生脱甲。脱甲发生在手足口病后 2～4 周，新甲于 1～2 个月后长出。此期属于手足口病普通型，绝大多数病例在此期痊愈。

2. 第二期（神经系统受累期）　少数病例可出现中枢神经系统损害，多发生在病程 1～5 天内，表现为精神差、嗜睡、眼球震颤、吸吮无力、头痛、呕吐、烦躁、肢体抖动或肌阵挛、肌无力、颈项强直等。此期属于手足口病重症病例危重型。及时识别并正确治疗，是降低病死率的关键。

3. 第三期（心肺功能衰竭前期）　多发生在病程 5 天内，表现为心率和呼吸增快、出冷汗、四肢末梢发凉、血压升高。此期属于手足口病重症病例重型，大多数可痊愈。

4. 第四期（心肺功能衰竭期）　临床表现为心动过速（个别患儿心动过缓）、呼吸急促、口唇发绀、咳粉红色泡沫痰或血性液体、血压降低或休克。此期属于手足口病重症病例危重型，病死率较高。

5. 第五期（恢复期）　体温逐渐恢复正常，对血管活性药物的依赖逐渐减少，神经系统受累症状和心肺功能逐渐恢复，少数可遗留神经系统后遗症。

大多数患儿预后良好，一般在一周内痊愈，无后遗症。少数患儿发病后迅速累及神经系统，表现为脑干脑炎、脑脊髓炎、脑脊髓膜炎等，发展为循环衰竭、神经源性肺水肿的患儿病死率高。

（三）社区护理与管理

1. 生活指导

（1）饮食护理：给予患儿高蛋白、高维生素、清淡易消化的流质或半流质饮食，如烂面条、牛奶、鸡蛋羹等；食物宜温凉，不宜过热。

（2）发热护理：手足口病患儿一般为低热或中度发热，无须特殊处理，可多喂水或采用冰袋进行物理降温。体温超过 38.5 ℃ 的患儿，应遵医嘱服用退热药，防止出现高热惊厥。

（3）皮肤护理：保持皮肤清洁，患者宜穿宽松柔软的棉质衣裤，勤更换；为患儿修剪指甲，不抓挠皮疹、疱疹处皮肤，防止皮肤破损引起感染；对于手足处疱疹出现破溃的患儿，可用络合碘消毒，敞开伤口，严禁用软膏类外用药涂抹伤口；对于臀部有皮疹的患儿，应随时清理患儿的大小便，保持臀部清洁、干燥。

（4）口腔护理：饭前、饭后用温开水漱口，对不会漱口的患儿可用棉签蘸温水轻轻地清洁口腔；可用干扰素喷雾剂缓解口腔疼痛，促进创面愈合，改善患儿的食欲。

2. 家庭隔离及消毒指导　做好消毒隔离，防止疾病传播，这是防治手足口病工作的重中之重，家长应做好婴幼儿卫生保健，做到饭前、便后勤洗手，对玩具和餐具要定时消毒。采用含氯消毒剂擦拭或浸泡消毒，不宜浸泡的物品可放在日光下晾晒，操作过程中注意安全并远离患儿。对患儿的粪便、呕吐物及其容器等用含氯消毒剂按比例配置后进行消毒，然后倾倒。一旦确诊，2 周内勿送患儿至幼托机构，以免造成暴发流行。

3. 居家观察指导　由于手足口病可能导致一些严重的并发症，对居家隔离的患儿自出现临床症状 7 天内要特别注意观察。

4. 心理支持　护理人员与家长建立良好的护患关系，耐心解答家长的疑问，对家长进行手足口病的知识宣教，向其讲解护理患儿的注意事项，并给予一定的心理安慰，帮助家长建立信心，从而取得家长的良好配合。

5. 接种疫苗　EV-A71 型灭活疫苗可用于 6 月龄～5 岁儿童预防 EV-A71 感染所致的手足口病，基础免疫程序为 2 剂次，间隔一个月，鼓励在 12 月龄前完成接种。

6. 社区健康教育　向大众尤其是 5 岁以下患儿的家长及幼托机构的工作人员宣传、指导有关手足口病的预防、护理、治疗知识。

第三节　社区突发公共卫生事件的救护与管理

一、食品安全事故

1. 概念　食品安全事故是指食源性疾病、食品污染等源于食品，对人体健康有危害或者可能有危害的事故。食品卫生安全是保障公共卫生的重要课题。

2. 食品安全监管　①做到"三个全"：全过程、全方位、全覆盖。以问题为导向，聚焦公众健康，从群众关切的突出问题出发，深入细致检查原料采购至产品储存各环节。②服务指导上体现"三个心"：热心、细心、耐心。结合监管与服务，注重提升食品质量。③组织协调上实现"三个统"：统筹安排、统一调度、统分结合。确保食品卫生部门全覆盖检查与双随机检查的高效调度，同时强化食品生产日常监管，做到底数清、情况明。

3. 预防食品安全问题的发生　为进一步避免食品安全事故的发生，应做到：

（1）依法制订并落实食品安全事故应急预案，关注食品安全预警提示，积极预防和控制食品安全事件。

（2）食品生产经营人员应持有食品从业人员健康证并每年进行健康检查，取得健康证明后方可参加工作。

（3）在制作加工过程中应当检查待加工的食品及食品原料，发现有腐败变质或者其他异常时，不得加工或者使用。食品原料应保证来源合法、安全。

（4）加工过程避免生熟交叉、混放。避免生食品与熟食品接触，成品、半成品、原料应分开加工、存放；员工要经常洗手，接触直接入口食品前应消毒手部，发现有发热、咳嗽、腹泻等症状及化脓性皮肤病者，应立即暂停其接触直接入口食品的工作；保持食品加工操作场所清洁，避免昆虫、鼠类等动物接触食品。

（5）凡是接触直接入口食物的物品，应进行有效的清洗、消毒。生吃的蔬菜、水果也应对其表皮进行清洗、消毒或剥去果皮后食用。蔬菜烹调程序遵循"一洗二浸三烫四炒"。食用禽蛋前应先清洗、消毒外壳。

（6）熟制食物应烧熟煮透，尤其是肉、奶、蛋及其制品以及海产品，外购熟食和隔餐冷藏食品食用前均须彻底加热，中心温度应＞70 ℃。贮存熟食品，要及时热藏（＞60 ℃）或冷藏（＜10 ℃），如在常温下保存，应于出品后 2 h 食用。

（7）禁止使用毒蘑菇、发芽马铃薯等含有毒有害物质的食品及原料，禁止使用亚硝酸盐。

（8）豆浆、四季豆等生食有毒食物，应按要求煮熟焖透，谨慎食用贝类、海螺类及深海鱼，有效预防豆浆、四季豆、瘦肉精等引起的中毒。

（9）外部人员不得随意进入食品加工及售卖间，加强员工的职业道德教育。

（10）如有疑似食品安全事故发生时，应迅速组织患者到正规医疗机构救治，报上级主管部门，停止生产销售可疑食品，保留可能导致食物中毒的食品及其原料、用具和现场，积极配合监管部门进行调查处理。

二、突发中毒事件

食物中毒指的是摄入了"有毒"食物，这些食物可以是本身含有毒素，也可以是被细菌、真菌等微生物及其毒素污染的食物，或者毒物污染的食物。有毒物接触或进入人体后，与体液相互作用，并在组织和器官内发生作用，损害人体的组织与器官，扰乱或破坏机体正常的生理调节功能,使之发生障碍,引起的一系列症状、体征。剧毒物质或大量的毒物短时间内、突然地进入人体,迅速地导致机体受损,并发生功能障碍,甚至可危及生命的称为急性中毒。急性中毒发病急、症状重、变化快,如救治不及时,可危及生命。

1. 食物中毒的类型

(1) 细菌性或病毒性食物中毒:包括食用被沙门氏菌、志贺氏菌、致泻性大肠埃希菌、副溶血性弧菌、单核细胞增生性李斯特氏菌等细菌或诺如病毒污染了的食物而导致的中毒。细菌性食物中毒最常见,多发生在夏、秋季节。

(2) 真菌性食物中毒:由有毒真菌及其毒素污染食物而引起,常见的有毒真菌有赤霉菌属、黄曲霉菌属、青霉菌属、毛霉菌属、根霉菌属等。其中黄曲霉毒素是毒性最强的真菌毒素之一,主要污染粮油及其制品。

(3) 化学性食物中毒,如亚硝酸盐中毒、鼠药中毒、有机磷农药中毒等。

(4) 物理性食物中毒:指食用含有物理性有害物质的食品而引起的中毒,如食用含有金属异物(如钉子、铁丝等)的食品,可能导致消化道损伤。

(5) 有毒动、植物性食物中毒,如食用河豚或毒蘑菇导致的中毒。

(6) 寄生虫性食物中毒:由于食用未充分煮熟或未经处理的含寄生虫卵或幼虫的食物而引起的中毒现象。

(7) 原因不明的食物中毒:如食物在加工、运输、储存过程中被污染,食品添加剂超标或个人体质问题等具体原因可能难以立即确定引起的食物中毒。

2. 食物中毒的症状　若误食"有毒"食物,一般在饭后 10 min 至 1 h 期间,下腹部疼痛难忍,拒按,弯腰时症状稍微缓解,浑身冒冷汗,伴有恶心,但很难呕吐,一般会持续 10 min 到半小时后发生腹泻和呕吐。严重者出现脱水症状,如口干、眼窝下陷、皮肤弹性消失、肢体冰凉、脉搏细弱、血压降低。有些毒物吸收进入血液,就会损害肝脏、肾脏等脏器。

3. 食物中毒的救护　如果发生食物中毒,首先要进行催吐、洗胃以清除毒物,可用筷子、压舌板或手指等触压咽弓和咽后壁使患者呕吐;必要时插胃管进行洗胃。其次,维持水、电解质的平衡,能口服的患者应鼓励多饮糖盐水,不能口服的患者予静脉输注等渗葡萄糖溶液或者生理盐水,纠正缺水、电解质紊乱,维持体液平衡。然后,收集残剩的食物、呕吐物及排泄物立即送检。最后予以对症治疗,对于腹痛明显的患者应给予阿托品 0.5 mg 肌内注射;对于烦躁不安或抽搐频繁的患者应给予地西泮 10 mg 肌内注射;对于高热患者立即给予物理降温;对于感染严重的患者给予抗生素治疗等。

4. 防止食物中毒的措施　①环境卫生管理:加强环境清洁,做好防蝇、灭蝇、灭蟑螂等工作,确保食物存储与加工区域无害虫,有效防止食物被细菌及病原体污染。②餐具与器皿卫生:所有餐具及食品加工器皿在使用前后必须严格清洗并消毒,确保无菌状态。同时,生食与熟食应分开放置,避免交叉污染。③食物储存与加热:应将剩余食物尽快冷却并放入冰箱保存,但存放时间不宜超过 2 天,且再次食用前必须彻底加热至中心温度达到 70 ℃ 以上。烹调肉食时,确保炖烂煮透,以杀死可能存在的细菌和寄生虫。

④避免生食风险:尽量减少或避免食用生的海鲜,如虾、蟹等,特别是来源不明或未经严格处理的水产品,以降低食物中毒风险。⑤个人卫生习惯:养成良好的个人卫生习惯,饭前、便后要洗手,不要用手直接抓取食物,特别是未清洗的手。使用专门的餐具或手套处理食物,以减少细菌传播的可能性。⑥水源与食材安全:确保饮用水安全,使用清洁的水源进行烹饪和饮用。同时,选择新鲜、无污染的食材,避免购买和食用过期或质量不明的食品。

📖 拓展阅读7-2 《中华人民共和国突发事件应对法》

第四节 社区突发公共卫生事件心理应激 与心理危机干预

随着社会的快速发展和人口流动的增加,突发社区公共卫生事件的频率和影响力也在不断增加。在这些突发事件中,社区卫生工作者扮演着至关重要的角色。他们需要立即行动,面对紧急的挑战,他们承受着巨大的心理压力。因此,在突发公共卫生事件中,社区卫生工作者需要有效地应对心理危机,以确保自身的健康,并更好地帮助患者和社区。

一、社区护士在突发公共卫生事件中的角色

随着医疗与经济水平的提升,民众在突发公共卫生事件中不仅关注身体和经济损害,还重视突发公共卫生事件给自身带来的心理危机。因此,帮助有心理问题的人群克服恐慌心态、回归正常生活显得尤为重要。基层社区在突发公共卫生事件管理中的工作角色应包括以下四个方面。

1. 对人员情况进行摸排登记 社区卫生工作人员或志愿者了解社区内居民近期外出情况;如登记外地返乡人口的行程情况。对外地返乡人口的排查措施包括社区入口初次排摸、挨家挨户逐一上门排查、由业主自主上报和随机抽查等方式。对从突发公共卫生事件重点地区返乡的人员,需要上报上级部门。同时,安排工作人员每日随访,实时更新信息动态。

2. 同社区多元主体协同治理 社区在突发公共卫生事件时往往缺乏足够的人力和资源,此时社区卫生工作人员、社区志愿者及其他利益相关者,如物业管理公司、业主协会、社区内外的非营利组织等,可通过合作协商等方式参与对突发公共卫生事件的管理。

3. 为特殊群体提供医疗救助 对受突发公共卫生事件影响的相关弱势群体,向其提供必要的保护和支援也是社区需要履行的社会责任。一般来说,特殊群体主要是指高龄老人、儿童、残疾人、孕产妇、精神病患者和受突发公共卫生事件影响较大的人员

等。在突发公共卫生事件暴发期间,对社区困难群体需要重点关注,社区卫生服务中心要为特殊人群提供相关药品及上门服务等。

4. 对环境卫生清洁、消毒等工作 ①加强对社区公共场所的消毒工作,保持社区环境整洁卫生;对重点场所清洁、消毒。②通过线下粘贴通告或线上微信、电话等方式,加强突发公共卫生事件防控知识宣传,以提高社区居民防范意识。③监督各类不合时宜的聚集活动,在突发公共卫生事件期间引导居民提高自我保护意识。

二、心理应激反应

在医学心理学界,普遍认为心理应激是个体"觉察"到各种刺激对其生理、心理及社会系统构成威胁时出现的整体反应,这类反应可以是适应良好或适应不良。近年来,国内一些学者提出将心理应激看作是由应激源(生活事件)到应激反应的多因素作用的过程。遭遇创伤性事件而处于心理应激状态时,人们通常会出现如下反应。

1. 情绪反应 个体感到害怕、无助、有罪恶感或内疚感、悲伤及愤怒等。个体在心理应激时,产生什么样的情绪反应以及其强度如何,受很多因素的影响且差异很大。一般情况下,消除应激源后,这些情绪即可消失。

2. 认知反应 表现为注意力不集中、反复回忆和警惕性增强等。适度的心理应激反应有助于个体增强认知能力,使注意力集中、思维活跃、动作灵敏、警觉水平提高,借助于自我防御机制适应外界环境的变化,并对自己的应对效果做出新的评估,以减轻应激所引起的内在紧张和痛苦。但超强、持久的心理应激反应则会使个体认知能力下降。常见的认知应激反应有:意识障碍,注意力受损,记忆力、思维力、想象力减退等。

3. 行为反应 当个体经受应激源刺激后,会有意识或无意识在行为上发生变化,以恢复环境的稳定性。

(1)积极的行为应激反应会为个体减轻压力,甚至可以激发个体的主观能动性,克服困难、战胜挫折。积极的行为应激反应有问题解决策略及情绪缓解策略。问题解决策略包括寻求社会支持,获得解决问题需要的信息,制订解决问题的计划,面对问题找到切入点等。情绪缓解策略包括宣泄情绪,改善认知结构,身心放松训练,转移关注焦点等。

(2)消极的行为应激反应会使个体出现逃避与回避、退化与依赖、敌对与攻击、失助与自怜及物质滥用等。消极的行为应激反应可以短期减轻应激对个体的影响,但长远观察其会导致不良的心理状态。

4. 躯体反应 当个体经受应激源刺激后,可能会出现失眠、做噩梦、心跳加速、恶心、呼吸困难、拉肚子、月经失调、发抖或抽筋、肌肉酸痛等身体症状。遭遇严重的创伤性事件时,人的身心都会经历超出一般生活状态的危机。因此,以上的反应都是正常人在特殊状态下的正常反应,而不是病态的。

三、心理危机干预技术

心理危机是指人们面对突如其来的重大生活事件所出现的心理状态的严重失衡。

一个事件是否构成危机,除了事件本身的性质以外,也与当事人是否具备有效应对事件的能力有关。因此,从这个角度讲,所谓心理危机实际上是一个人丧失了有效应对各种内外困扰的能力,处于一种心理失衡状态。由此可见,心理危机干预就是针对处于心理危机状态的个人及时给予适当的心理援助,使之尽快重新建立适应当前情况的心理平衡状态。心理危机干预是一种技术,旨在为处于危机中的个体提供有效的帮助和心理支持。目前在国内外广泛运用的心理危机干预方法包括正念减压疗法和认知行为疗法。

1. 正念减压疗法(mindfulness-based stress reduction,MBSR) 由美国麻省大学医学院减压中心的乔·卡巴金教授创立,其核心训练是正念冥想练习。有研究证明MBSR 对创伤后应急障碍有稳定的干预效果。正念是有意识地对此时此刻不加评判的一种觉察。通过静观呼吸、身体扫描、正念行走等一系列冥想练习,使当事人对自己内在的身心经验能够采取好奇、温和的方式,进行有意识的观察,达到提升自我接纳,增加心理韧性,缓解焦虑、抑郁等负性情绪,以及改善睡眠质量等目的。

2. 认知行为疗法(cognitive behavioral therapy,CBT) 是治疗急性应激反应和预防心理应激创伤的有效治疗方法。在创伤性事件发生后,当事人容易出现和事件相关的非理性认知,并由此导致焦虑、恐惧等负性情绪和回避等非适应性的行为。CBT 可以通过暴露治疗为当事人提供再加工创伤情景的机会,从而缓解当事人对创伤情景的情绪反应;通过认知重建改变当事人的负性自动化思维,使当事人重获安全感和成就感。

3. 眼动脱敏与再加工(eye movement desensitization and reprocessing,EMDR) 是目前在国际上被认可的针对创伤后应激障碍的有效治疗方法之一。在治疗过程中,治疗师通过详细的评估,帮助当事人选择最想要处理的图像、记忆、负性认知以及想要的正性认知。通过让当事人的眼睛随着治疗师手指的移动而快速移动,加速信息处理过程,用正性认知取代负性认知,从而帮助当事人迅速缓解痛苦情绪,唤起当事人对内心的洞察、认知重构和行为改变以及加强内部资源。需要注意的是,EMDR 必须由经过专门培训的 EMDR 治疗师来执行,且要接受足够的督导。

4. 心理急救(psychological first aid,PFA) 是一种目前较为公认的、有循证依据的模块式干预方法。其目的是通过简单的、及时的干预来减轻危机事件所产生的心理创伤,帮助个体在心理危机中恢复平衡和稳定。心理急救不但可以减轻灾难初期给人们心理带来的三大痛苦,而且可以增强短期和长期的功能性适应能力。具体包括以下几个核心干预模块。

(1)接触和参与:目的是建立良好的关系。积极回应当事人,或者以非打扰性、富有同情心、助人的态度接触当事人。在这一模块中,倾听和共情尤为重要,通过合理的共情,切身体会和理解当事人在特殊情况下的心理行为反应,通过词语的选择、语音和语调及面部表情等,向当事人表明自己的投入和对当事人的理解。

(2)确认安全:目的是增进当事人当下和持续的安全感,使其得到身体的放松。包括确定当事人的人身安全,协助提供必需的生活用品;及时向当事人提供关于突发事件和救援行动相关的信息;提供必要的现实服务,比如照顾小孩、老人等。这里提示作为心理危机干预人员,要对发生的突发事件提前有所了解,或者明确获取可靠信息的途径,切忌向当事人提供模棱两可的信息,或做出无法实现的承诺。

(3)稳定情绪:目的是安抚和引导情绪崩溃或精神紊乱的当事人。对大部分经历创伤性事件的当事人不需要进行特别的稳定情绪方面的干预,向当事人再次强调焦虑、紧张、麻木等情绪反应是人们遭遇创伤性事件后的正常反应。只有对那些情绪反应强烈且持久,以至于严重影响正常功能的当事人,可以考虑使用情绪稳定化技术,如着陆技术。必要时联系当地精神卫生医疗机构,提供药物辅助治疗。

(4)收集信息:目的是识别当事人的直接需求和担忧,以便制订心理急救干预措施。收集当事人关于创伤性事件经历的基本信息,如亲人离世、财产损失、躯体和心理的反应等,以及相关的需求信息,便于制订个性化心理急救干预措施。

(5)实际帮助:目的是针对当事人的直接需求和担忧提供切实有效的帮助。帮助当事人确定最迫切的需求,一起讨论并制订切实可行的行动计划,并帮助当事人采取行动。

(6)联系社会支持:目的是帮助当事人尽快建立起社会支持系统。采取现实步骤,帮助当事人与他们关系密切的人取得联系。如果当事人不能与他以往的支持系统取得联系,可以鼓励他尽可能利用当下可用的社会支持资源。

(7)应对教育:目的是帮助当事人了解应激反应并掌握压力应对技巧,从而增强当事人的适应能力。通过开展心理健康教育,使当事人充分了解突发事件发生后身心会出现哪些反应,并将其正常化。同时,教会当事人相关应对方法,如放松技术、情绪管理等,以改善睡眠质量,增强适应能力。

(8)联系与转介:目的是帮助当事人与相应的服务机构建立联系。根据当事人的需求,帮助当事人与相应的服务机构建立有效的联系,比如带当事人到提供服务的机构代表那里,或提供相关机构的基本信息给当事人。

5. 紧急事件应激晤谈(critical incident stress debriefing,CISD) 是以团体心理技术为基础的一种心理危机干预方法。通过结构式小组讨论的形式,为当事人提供一个公开讨论内心感受、互相支持、资源动员的平台,帮助当事人缓解急性应激症状,从而减轻创伤性事件所带来的不良后果。通常由 8~10 人组成小组,在创伤性事件发生后 24~48 h 开展是理想的时间。重大灾难时可在 3~4 周后开展。目前 CISD 主要应用于参与救援的工作人员,不建议用于受到直接影响的当事人。标准的 CISD 一般分 6 期。

(1)第一期(导入期):组织者进行自我介绍,介绍小组流程和规则,解释保密问题,提醒自愿参加的原则,然后参加者进行简单的自我介绍。

(2)第二期(事实期):由每位参加者依次描述事件发生时的所见所闻,自己参与的工作内容等,但不要强迫叙述事件的细节。

(3)第三期(感受期):每个参加者依次说出经历的事件所带来的感受,使得参加者的情绪得以宣泄,从而对事件的情感进行再加工。组织者要注意充分表达关注与共情,每个人都需要有分享和被接受的感觉。

（4）第四期（症状期）：要求参加者从情绪、认知、躯体、行为等方面描述事件发生后出现的各种痛苦症状。目的是帮助参加者识别和分析自己的应激反应，开始从情感领域转向认知领域。

（5）第五期（干预期）：组织者讲解应激反应模式，正常化参加者所经历的应激反应，并提供积极的应对技巧和压力管理措施，提醒参加者不要使用一些消极的应对方式。

（6）第六期（资源动员期）：组织者总结晤谈中涵盖的内容，对还没有澄清的问题做进一步解释，同时评估哪些参加者需要随访或转介。

数字课程学习

◯教学 PPT　◯导入案例解析　◯复习与自测　◯更多内容

第八章 社区安宁疗护

章前引言

安宁疗护作为老年健康服务体系中的重要一环,旨在为疾病终末期患者或老年患者在临终前提供全方位的照料和人文关怀。随着安宁疗护工作持续深入,以患者及其家属为中心,以多学科协作模式进行的症状控制、舒适照护、心理支持和人文关怀在安宁疗护服务中发挥着越来越重要的作用。

· 学习目标 ·

1. 掌握安宁疗护的概念及内涵;社区安宁疗护中常见症状控制和护理;社区安宁疗护中的舒适照护。

2. 熟悉安宁疗护机构;社区安宁疗护中的心理支持和人文护理;社区安宁疗护中的社会支持。

3. 了解安宁疗护的起源和发展;死亡教育的概念、意义和内容。

4. 能运用所学知识为社区患者实施安宁疗护。

5. 在实施安宁疗护的过程中,体现人文护理。

思维导图

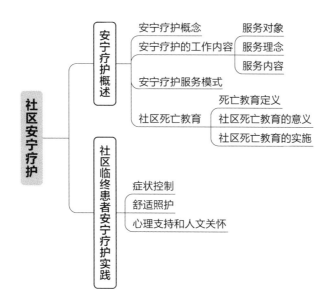

案例导入

黄某某,女,32岁,胃癌伴上消化道出血1个月收治入院,入院后接受胃肠减压、禁食、抑酸护胃、止血、补液支持治疗。1个月后患者突发上消化道出血伴疼痛,给予止血、抑酸、止痛等对症治疗,胃癌伴肝转移及急性上消化道出血,最终离世。

问题:

1. 护士在安宁疗护工作中承担怎样的角色和任务?

2. 在临终照护方面,护士需要重点掌握的技能有哪些?

3. 如何提升护士在症状控制、舒适照护和人文关怀等方面的能力?

第一节　概　述

"安宁疗护"和"临终关怀"的实际含义相差不大,在西方有的国家称之为"缓和医疗",我国为避免因传统文化和生死观对于"临终"和"死亡"的忌讳,2016年4月21日,全国政协第49次双周协商座谈会确定以"安宁疗护"代替"临终关怀"。安宁疗护即安宁疾病痛苦,疗护生命尊严。在国家层面推广的"安宁疗护"内涵等同于"临终关怀",二者通用。

安宁疗护服务有助于提高生命质量,维护人的基本尊严,也有助于减少无意义的过度治疗,减少资源浪费,促进社会文明进步。

一、安宁疗护概念

安宁疗护在世界各地均有不同的提法,如缓和医疗、舒缓疗护、安宁照顾、安宁缓和医疗、善终服务、姑息照顾等。WHO对"安宁疗护"的定义为:安宁疗护是一种提供给患有危及生命疾病的患者和家庭的,旨在提高他们的生活质量及面对危机的能力的系统方法。通过对痛苦和疼痛的早期识别,以严谨的评估和有效管理,满足患者及家庭的所有(包括心理和精神)需求。

二、安宁疗护的工作内容

1. **服务对象** 由于对生命末期的界定没有统一的标准,现有的医学手段无法准确预测生存期,安宁疗护服务对象的准入仍然在探索中。目前只要患者符合以下条件都可以获得安宁疗护服务:疾病终末期出现症状者;拒绝原发疾病的检查、诊断和治疗者;接受安宁疗护的理念,具有安宁疗护的需求和意愿者。安宁疗护的服务对象为经医疗机构医生明确诊断的疾病终末期患者或老年患者,经评估患者预期生存期在6个月以内;有安宁疗护服务需求,患者和家属同意接受服务约定或协议。居家安宁疗护的服务对象为:卡氏功能评分量表评分≤70分,姑息功能评估量表评估预期生存期≤6个月;住院安宁疗护的服务对象为:卡氏功能评分量表评分≤50分,姑息功能评估量表评估预期生存期≤3个月。目前,安宁疗护的服务对象包括:

(1)身患严重疾病或绝症、不大可能恢复或稳定的患者,如癌症晚期、终末期老年痴呆症、严重的致残性脑卒中患者等。

(2)患有慢性进行性疾病者,如周围性血管性疾病、恶性肿瘤、慢性肾病、肝衰竭、有显著功能障碍的进展性心脏病或肺疾病患者等。

(3)有先天性损伤,或日常活动需要依赖他人提供生命支持或需要长期照护的儿童和成年人。

(4)任何年龄有急性、严重危及生命的疾病的患者,如白血病、严重创伤者、急性脑卒中患者等。

(5)承受意外事故或其他创伤引起的慢性疾病患者和生活受限的伤病患者。

拓展阅读8-1 卡氏功能评分量表和姑息功能评估量表

2. **服务理念** 安宁疗护的工作范围、结构和组织形式在各地有所不同,唯其理念上均遵循"全人、全家、全程和全队"的"四全"照顾理念。

(1)全人照顾:从患者身体、心理、社会、灵性四个层面上给予全方位的照顾,减轻身体疼痛不适,满足终末期患者的心愿,使其坦然面对绝症和死亡,消除恐惧,并在这一过程中维护患者的自主选择权。

（2）全家照顾：除了照顾患者外，也要照顾其家庭成员的需要，为患者家属提供持续性支持，以便营造最佳照顾环境；同时帮助他们正视亲属即将离去的现实，减轻悲伤，并解决因亲属即将离去所带来的体力、心理和精神等方面的问题。

（3）全程照顾：安宁疗护贯穿疾病始终，从患者接受安宁疗护开始一直到患者死亡，乃至对家属的哀伤辅导的过程。

（4）全队照顾：由一组训练有素的工作团队成员分工合作，共同照顾病患及家属，这些成员包括医生、护士、营养师、心理师、志愿者等。

3. 服务内容　安宁疗护实践指南分为三大方面，包括症状控制、舒适照护、心理支持及人文关怀，从评估观察、护理要点、注意事项等方面进行详尽阐述（表 8-1）。

表 8-1　安宁疗护实践指南要点

内容	项目	内容	项目
症状控制	1. 疼痛	症状控制	8. 水肿
	2. 呼吸困难		9. 发热
	3. 咳嗽、咳痰		10. 厌食/恶病质
	4. 咯血		11. 口干
	5. 恶心、呕吐		12. 睡眠/觉醒障碍（失眠）
	6. 呕血、便血		13. 谵妄
	7. 腹胀		14. 营养
舒适照护	1. 口腔护理	舒适照护	6. 协助进食和饮水
	2. 肠内营养护理		7. 排尿异常的护理
	3. 肠外营养护理		8. 排便异常的护理
	4. 静脉导管维护		9. 卧位护理
	5. 留置导尿管护理		
心理支持及人文关怀	1. 心理社会评估	心理支持及人文关怀	5. 社会支持系统
	2. 医患沟通		6. 死亡教育
	3. 帮助患者应对情绪反应		7. 哀伤辅导
	4. 尊重患者权利		

三、安宁疗护服务模式

总体上，根据患者接受安宁疗护的地点通常可分为居家照护和住院照护两大类。居家照护是指终末期患者住在家里，由家属提供基本生活照顾，由医疗机构工作人员定期巡诊，提供帮助。居家照护模式满足了一部分患者希望最后的时间能和家属在一起的愿望,且费用低,又能够缓解医院床位紧张的状况。住院照护是指终末期患者住在医疗机构接受安宁疗护。在国家推进"安宁疗护试点工作"的背景下,全国各省市相继明确了"安宁疗护试点工作"相关要求,探索适合中国国情的专业化安宁疗护模式,目前我国安宁疗护有多种服务模式。

1. 综合性医院服务模式 综合性医院由于设备先进、医疗技术高超等多种原因,成为广大患者就医的首要选择。目前中国实施安宁疗护服务的综合性医院还为数不多,因此综合性医院设立安宁疗护病房或中心成为迫切的需求。

2. 宁养院服务模式 宁养院又称安宁疗护机构,属于居家安宁疗护。宁养院模式是一种适合中国国情的服务模式。宁养项目的服务对象是贫困晚期癌痛患者,帮助无经济能力的患者获取所需的止痛药,申请者需要提供生活困难证明、疾病证明书等相关证明。居家探访、电话咨询、门诊服务是宁养院三大服务方式。

3. 社区型安宁疗护模式 该模式以社区医疗机构为主体开展安宁疗护,服务内容主要包括基础护理、心理护理、疼痛护理(药物治疗和非药物治疗)以及对患者和家属进行死亡教育。

4. 家庭型安宁疗护模式 老年居家临终关怀是现阶段我国应用较多且最易被大众接受的一种临终关怀形式。该模式可帮助照顾者对在照顾过程中出现的问题进行研究分析并及时解决,可以增加照顾者的积极感受,提高其照护能力,从而改善临终患者的生活质量。

5. 综合型服务模式 我国各地经济发展不平衡,医疗资源差别大,民俗民风不同,制定一个模式并不现实。我国逐步构建多层次服务体系,形成居家、社区、医养结合、医院和远程服务五种模式相结合的服务体系,建立机构和居家相结合的工作机制,机构与机构、居家之间通畅合理的转介机制,逐步将安宁疗护构建成多层次五种模式立体交叉服务产业链。

四、社区死亡教育

(一)死亡教育定义

死亡教育又称为生命教育、生死教育,是有关死亡的知识大众化、社会化的过程,是推进安宁疗护的基础。死亡教育是一门新兴学科,尚未有统一的定义。1977 年,美国学者列温顿将"死亡教育"定义为:向大众及社会传递正当的死亡相关知识及其影响的启发性过程。《医学伦理学辞典》中指出死亡教育是就如何认识和对待死亡而对人进行的教育。而从患者和家属的角度出发,可将死亡教育认为是为生命受到威胁的人提供身体和情绪上的支持性照顾,并对家属进行同等的关怀。

(二)社区死亡教育的意义

(1)对于临终患者,死亡教育有利于缓解其对死亡的恐惧,通过死亡教育可以使临终患者较为坦然地面对死亡现实,安宁地走完人生的最后阶段。

（2）对于临终家庭，死亡教育有利于缓解家属对死亡的悲伤，使家属较快地接受亲人亡故的现实，缩短悲伤阶段，尽快地度过居丧期，恢复正常生活。

（3）对于医务人员，在向临终患者及家属或其他人员进行死亡教育的基础上，提高了自身对于死亡的科学认识，临终关怀人员素质的提升有利于临终关怀工作更好地开展。

（4）对于全社会，死亡教育有利于人们树立珍惜生命的观念，使人们更好地意识到生命的意义，从而有计划地安排自己的生活。

（三）社区死亡教育的实施

1. **内容**　目前国内的死亡教育开展最多的是针对临终患者及家庭的死亡教育，在社区护理范畴中如何开展针对不同层次人群的死亡教育是需要关注的话题，如针对中小学生、慢性病患者等的死亡教育。

（1）可将死亡教育内容定为两个层面，树立由死观生的观念。在死亡层面，在深悟死亡本质的基础上，引导学习者产生面对死亡的主观意识，把恐惧减小到最低程度，坦然面对人生终点；在生存层面，促进学习者树立珍惜生命的生存意识，把握有限的人生。

（2）死亡教育的内容应根据教育对象的年龄、特点等设置，从而制订具有针对性的死亡教育大纲。对于生存期有限的临终患者，将从临终症状缓解、回顾人生、分享心灵鸡汤、缅怀已逝去的家人、与家人预先计划未来的一些医疗意愿和最后心愿、临终与后事的安排等方面开拓死亡教育。对于将要失去亲人的患者家属，从告知真相的重要性、认清生命的意义、丧亲哀伤处理等方面开拓死亡教育内容较为实际可行。对于医护人员，死亡教育的内容应包括哲学、护理学、社会学、医学、经济学及心理学等相关内容。

2. **死亡教育的方法**　死亡教育应考虑到教育对象的特点、时间、场所等。死亡教育方法分为教导式和经验式，教导式侧重于死亡教育相关知识的讲授，而经验式注重教学活动的参与、死亡及濒死体验及情感交流。对死亡教育常用的方法介绍如下。

（1）沟通法：通过语言、非语言、媒体等方法或小组讨论等方式讲解相关知识内容。有研究使用叙事医学沟通方法对终末期肿瘤患者进行死亡教育，结果显示知晓病情的患者更容易接受死亡教育，这提示医护人员对患者进行死亡教育前可让患者充分知晓自己的病情，从而更有效地开展死亡教育。

（2）讲授法：是国内院校内对死亡教育最常见的实施方法，多由教师通过讲述形式介绍死亡相关知识。单纯的讲授法缺乏灵活性和实践指导意义，需要结合其他辅助策略才会增加其教育效果。

（3）观看讨论法：通过阅读相关书籍，观看影片或视频，以及欣赏艺术作品等进行讨论。如影片欣赏法，学生通过观赏死亡相关的影片，跟随影片中人物一起体验死亡之旅，对死亡有着深入的思考，有利于死亡恐惧的释放和排解，死亡焦虑水平显著降低，而生命意义感明显提高。

（4）亲身体验法：也称实践经验性学习，通过照顾濒死患者，参观与生老病死相关的场所等方式直接获取经验。主要包括濒死体验、书写遗嘱、参观殡仪馆、临终关爱志愿者服务等活动,适合的人群广且看清生命的意义效果明显,宜以小组的形式进行。

（5）模拟想象情景教育法:包括角色扮演、情景模拟等方法。模拟教学是向护理工作者提供临终护理教育并且增强其与濒死患者、患者家属及其他团队成员之间沟通技能的一种有效手段。所有的模拟活动结束后会有一个简短的汇报,任务汇报是模拟的关键组成部分,有利于学习者对模拟活动的反思和知识的获取。

第二节　社区临终患者安宁疗护实践

安宁疗护实践是以临终患者和家属为中心,以多学科协作模式进行,主要内容包括疼痛及其他症状控制,舒适照护,心理、精神、社会支持以及人文关怀等。

一、症状控制

（一）疼痛

1. 评估和观察

（1）评估患者疼痛的部位、性质、程度、发生及持续的时间,疼痛的诱发因素、伴随症状,既往史及患者的心理反应。

（2）选择合适的疼痛评估工具,对患者进行动态的连续评估,并记录疼痛控制情况。

（3）根据 WHO 癌痛三阶梯止痛治疗指南,药物止痛治疗的五项基本原则如下:①口服给药;②按阶梯用药;③按时用药;④个体化给药;⑤注意具体细节。阿片类药物是治疗急性重度癌痛及需要长期治疗的中、重度癌痛的首选药物。长期使用时,首选口服给药,有明确指征时可选用透皮吸收途径给药,也可临时皮下注射给药,必要时可通过患者自控镇痛泵给药。

2. 护理要点

（1）根据疼痛的部位协助患者采取舒适的体位。

（2）为患者提供安静、舒适的环境。

（3）遵医嘱给予止痛药,缓解疼痛症状时应当注意观察药物疗效和不良反应。

（4）疼痛自评方法,告知患者及家属疼痛的原因或诱因,以及减轻和避免疼痛的其他方法,包括音乐疗法、注意力分散法、自我暗示法等放松技巧。

3. 注意事项

（1）镇痛药物使用后,要注意预防药物的不良反应,及时调整药物剂量。

（2）结合病情给予必要的其他药物和或非药物治疗,确保临床安全及镇痛效果。同时要避免突然中断阿片类药物引发的戒断综合征。

（二）呼吸困难

1. 评估和观察

（1）评估患者病史、发生时间、起病缓急、诱因、伴随症状、活动情况、心理反应和用药情况等。

（2）评估患者神志、面容与表情、口唇、指（趾）端皮肤颜色，呼吸频率、节律、深浅度，体位、外周血氧饱和度、血压、心率、心律等。

2. 护理要点

（1）提供安静、舒适、洁净、温湿度适宜的环境。

（2）嘱患者每日摄入适度的热量，根据营养支持方式做好口腔和穿刺部位护理。

（3）保持呼吸道通畅，痰液不易咳出者采用辅助排痰法，协助患者有效排痰。

（4）根据病情协助患者取坐位或半卧位，改善通气，以患者自觉舒适为原则。

（5）根据病情的严重程度及患者实际情况选择合理的氧疗方式。

（6）指导患者进行正确、有效的呼吸肌功能训练。

（7）指导患者有计划地进行休息和活动。

3. 注意事项　①呼吸困难通常会引发患者及照护者出现烦躁、焦虑、紧张等情绪，要注意安抚患者。②呼吸困难时，口服给药方式可能会加重患者的症状，可考虑其他途径的给药方式。

（三）咳嗽、咳痰

1. 评估和观察

（1）评估咳嗽的发生时间、诱因、性质、伴随症状等。

（2）评估咳痰的难易程度，观察痰液的颜色、性质、量、气味及有无肉眼可见的异常物质等。

（3）必要时评估生命体征、意识状态、心理状态等，评估有无发绀。

2. 护理要点

（1）提供整洁、舒适、温湿度适宜的环境，减少不良刺激。

（2）保持舒适体位，避免诱因，注意保暖。

（3）对于慢性咳嗽者，给予高蛋白、高维生素、足够热量的饮食，多次少量饮水。

（4）促进有效排痰，包括深呼吸和有效咳嗽、湿化和雾化疗法。如无禁忌，可予以胸部叩击与胸壁震荡、体位引流及机械吸痰等。

（5）记录痰液的颜色、性质、量，正确留取痰标本并送检。

（6）指导患者掌握正确的咳嗽方法，正确配合雾化吸入。

3. 注意事项

（1）根据具体情况决定祛痰或适度镇咳，避免因为剧咳引起体力过度消耗而影响休息或出现气胸、咯血等并发症。

（2）教育患者及照护者关于呼吸运动训练、拍背及深咳的方法。对咯血、气胸、心脏病风险较高的患者应谨慎拍背、吸痰。

(四) 咯血

1. 评估和观察

(1) 评估患者咯血的颜色、性状及量,伴随症状,治疗情况,心理反应,既往史及个人史。

(2) 评估患者的生命体征、意识状态、面容与表情等。

(3) 了解血常规、出凝血时间等检查结果。

2. 护理要点

(1) 大咯血患者须绝对卧床,取患侧卧位;出血部位不明的患者取平卧位,头偏向一侧。

(2) 及时清理患者口腔和鼻腔的血液,安慰患者。

(3) 床旁备好吸引器等。

(4) 保持排便通畅,避免用力。

3. 注意事项

(1) 避免用力拍背、频繁吸痰,注意言语及动作安抚,必要时使用镇静类药物。

(2) 对有咯血风险的患者应加强预防性宣教及沟通,使其有一定的思想准备。

(3) 咯血期间避免口服药物,可予以其他用药方式。

(五) 恶心、呕吐

1. 评估和观察

(1) 评估患者恶心与呕吐发生的时间、频率、原因或诱因,呕吐的特点及呕吐物的颜色、性质、量、气味,以及伴随的症状等。

(2) 评估患者的生命体征、神志、营养状况,有无脱水表现,以及腹部体征。

(3) 了解患者呕吐物或细菌培养等检查结果。

(4) 注意有无水、电解质紊乱,以及酸碱平衡失调。

2. 护理要点

(1) 出现前驱症状时协助患者取坐位或侧卧位,预防误吸、呕血。

(2) 清理呕吐物,更换为清洁的床单。

(3) 必要时监测生命体征。

(4) 记录每日出入量、尿比重、体重及电解质平衡情况等。

(5) 剧烈呕吐时暂禁饮食,遵医嘱补充水分和电解质。

3. 注意事项 提供言语或非言语安抚,协助清理呕吐物,尽早纠正诱因及使用对症处理药物,预防误吸、消化道出血、心脏事件等。

(六) 呕血、便血

1. 评估和观察

(1) 评估患者呕血或便血的原因与诱因,出血的颜色、量、性状及伴随症状,治疗情况,心理反应,既往史及个人史。

(2)评估患者生命体征、精神状况、意识状态、周围循环状况、腹部体征等。

(3)了解患者血常规、凝血功能、大便潜血试验等检查结果。

2. 护理要点

(1)患者卧床休息,将呕血患者的床头抬高 $10°\sim15°$ 或使其头偏向一侧。

(2)及时清理呕吐物,做好口腔护理。

(3)监测患者神志及生命体征变化,记录出入量。

(4)判断有无再次出血的症状与体征,注意安抚患者。

3. 注意事项

(1)呕血、便血期间绝对禁止饮食,注意向患者及家属做好解释及安抚工作,使其有一定的思想准备和心理预期。

(2)避免胃镜、血管造影等有创性检查。

(七)腹胀

1. 评估和观察

(1)评估患者腹胀的程度、持续时间,伴随症状,腹胀的原因,排便、排气情况,治疗情况,心理反应,既往史及个人史。

(2)了解患者相关检查结果。

2. 护理要点

(1)根据病情协助患者采取舒适体位,或通过腹部按摩、肛管排气、补充电解质等方法减轻腹胀。

(2)遵医嘱给予相应治疗措施,观察疗效和不良反应。

(3)合理饮食,适当活动。

(4)做好相关检查的准备工作。

3. 注意事项 非药物治疗如热敷、针灸、适度按摩,指导患者、家属及照护者观察疗效。

(八)水肿

1. 评估和观察

(1)评估水肿的部位、时间、范围、程度、发展速度,与饮食、体位及活动的关系,患者的心理状态,伴随症状,治疗情况,既往史及个人史。

(2)观察生命体征、体重、颈静脉充盈程度、患者的营养状况、皮肤血供、张力变化等。

(3)了解相关检查结果。

2. 护理要点

(1)轻度水肿患者限制活动,严重水肿患者取适宜体位卧床休息。

(2)监测体重和病情变化,必要时记录每日液体出入量。

(3)限制钠盐和水分的摄入,根据病情摄入适量蛋白质。

（4）遵医嘱使用利尿药或其他药物,观察药物疗效及不良反应。

（5）预防水肿部位出现压疮,保持皮肤完整性。

3. 注意事项

（1）对患者、照护者进行饮食、活动指导。

（2）准确记录液体出入量、尿量。

（3）注意皮肤护理。

（九）发热

1. 评估和观察

（1）评估患者发热的时间、程度、诱因及伴随症状等。

（2）评估患者意识状态、生命体征的变化。

（3）了解患者相关检查结果。

2. 护理要点

（1）监测体温变化,观察热型。

（2）嘱患者卧床休息。

（3）对高热患者给予物理降温或遵医嘱予以药物降温。

（4）降温过程中出汗时要及时擦干皮肤,随时更换衣物,保持皮肤和床单清洁、干燥;注意降温后的反应,避免虚脱。

（5）降温处理 30 min 后复测体温。

（6）做好口腔、皮肤护理。

3. 注意事项

（1）低热情况下以擦浴等物理降温方式为主,中高热情况下适度使用退热药物,注意皮肤失水及电解质紊乱的纠正。

（2）对高热或超高热患者可考虑冰帽、冰毯或冬眠疗法。

（十）厌食/恶病质

1. 评估和观察

（1）评估患者进食情况,以及牙齿与口腔黏膜情况。

（2）评估患者有无贫血、低蛋白血症,或消化、内分泌系统疾病的表现。

（3）评估患者皮肤完整性。

（4）评估有无影响患者进食的药物及环境因素。

2. 护理要点

（1）每天或每餐提供不同的食物,增加食欲,在进餐时减少任何可能导致情绪紧张的因素。

（2）少量多餐,在患者需要时提供食物,将食物放在患者易拿到的位置。

（3）提供患者喜爱的食物,提供一些不需要太过咀嚼的食物。

（4）遵医嘱予以营养支持。

3. 注意事项

(1) 注意照顾患者的情绪。

(2) 充分与照护者及家属沟通,取得信任和配合。

(3) 必要时考虑从肠外营养逐步向肠内营养过渡,注意食物的搭配与口感。

(十一) 口干

1. 评估和观察

(1) 评估患者口腔黏膜完整性及润滑情况,有无口腔烧灼感。

(2) 评估患者有无咀嚼、吞咽困难或疼痛,以及有无味觉改变。

(3) 评估有无引起患者口干的药物及治疗因素。

2. 护理要点

(1) 饮食方面鼓励患者少量多次饮水。

(2) 增加病房内空气的湿度。

(3) 进行口腔护理。

(4) 必要时常规使用漱口剂。

3. 注意事项　进行口腔护理时动作轻柔,避免强行剥脱血痂、表面覆膜,警惕润滑液误吸情况。

(十二) 睡眠/觉醒障碍(失眠)

1. 评估和观察

(1) 评估患者性别、年龄、既往失眠史。

(2) 评估与患者失眠有关的药物及环境因素。

(3) 评估患者有无不良的睡眠卫生习惯及生活方式。

(4) 评估患者有无抑郁、焦虑或谵妄等精神障碍。

2. 护理要点

(1) 改善睡眠环境,减少夜间强光及噪声刺激。

(2) 对于躯体症状如疼痛、呼吸困难等引发的失眠,应积极控制症状。

(3) 采取促进患者睡眠的措施,如增加日间活动、听音乐、按摩双手或足部。

(4) 为患者提供失眠症防治的健康指导。

3. 注意事项

(1) 注意观察、评估和沟通环节,贯穿治疗整个过程。不必强行纠正已有的睡眠规律。

(2) 警惕意识障碍的发生。

(3) 在使用处方类镇静催眠药物时,应注意跌倒、低血压等不良反应。

(十三) 谵妄

1. 评估和观察

(1) 评估患者的意识水平、注意力、认知水平、记忆力、精神行为和觉醒规律的改变。

（2）评估与患者发生谵妄有关的药物及环境因素。

2. 护理要点

（1）保持环境安静，避免对患者造成刺激；尽可能为患者提供单独的房间，降低说话的声音；降低照明亮度，应用夜视灯。使用日历和熟悉的物品，较少地改变房间摆设，以免引起不必要的注意力转移。

（2）安抚患者，对患者的诉说做出反应，帮助患者适应环境，减少恐惧。

3. 注意事项

（1）在诱因或病因无法去除的情况下，应与家属及照护者沟通谵妄发作的反复性和持续性，以取得他们的理解与配合，保护患者避免外伤。

（2）在保护性约束的基础上可予以药物干预。

（十四）营养

1. 评估与观察　在进行安宁疗护过程中，对患者的营养状况进行评估是至关重要的。这包括对患者的体重、饮食状况、营养摄入量以及任何与营养相关的健康问题进行评估。此外，还需观察患者是否有脱水、肌肉萎缩或恶病质等症状。定期评估，以便及时调整营养计划。

2. 护理要点

（1）合理安排饮食：为患者提供丰富多样的食物，确保其获得全面均衡的营养。根据患者的口味和饮食习惯调整食物种类和烹饪方式。

（2）适当补充营养制剂：在必要时，使用口服营养制剂或管饲，以满足患者的营养需求。

（3）定期检查：定期监测患者的体重、生化指标和营养状况，以便及时调整治疗方案。

（4）健康教育：向患者及家属介绍在安宁疗护过程中提供营养支持的重要性，指导他们合理安排饮食和补充营养。

3. 注意事项

（1）避免过度喂养：在提供足够营养的同时，避免过度喂养导致患者不适或加重病情。

（2）注意食物温度：确保食物温度适宜，避免因过热或过冷而影响患者进食。

（3）保持口腔卫生：在进食后，协助患者清洁口腔，保持口腔卫生，预防口腔感染。

二、舒适照护

（一）口腔护理

1. 评估和观察

（1）评估患者的病情、意识状况及配合程度。

（2）观察口唇、口腔黏膜、牙龈、舌苔有无异常；口腔有无异味；牙齿有无松动，有无活动性义齿。

2．护理要点

（1）核对患者信息，向患者解释口腔护理的目的、配合要点及注意事项，准备用物。

（2）选择口腔护理液，必要时遵医嘱使用药物。

（3）协助患者取舒适、恰当的体位。

（4）颌下垫治疗巾，放置弯盘。

（5）擦洗牙齿表面、颊部、舌面、舌下及硬腭部，遵医嘱处理口腔黏膜异常。

（6）操作前、后认真清点棉球，用温水漱口。

（7）规范处理用物。

3．注意事项

（1）操作时避免弯钳触及牙龈或口腔黏膜。

（2）对昏迷或意识模糊的患者进行口腔护理时，棉球不能过湿，操作中注意夹紧棉球，防止遗留在口腔内，禁止漱口。

（3）对于有活动性义齿的患者，应协助其清洗义齿。

（4）使用开口器时从磨牙处放入。

（二）肠内营养的护理

1．评估和观察

（1）评估患者病情、意识状态、营养状况及合作程度。

（2）评估管饲通路情况、输注方式，有无误吸风险。

2．护理要点

（1）核对患者信息，准备营养液，温度以接近正常体温为宜。

（2）病情允许的情况下，协助患者取半卧位，避免搬动患者或实施可能引起误吸的操作。

（3）输注前，检查并确认喂养管的位置，抽吸并估计胃内残留量，如有异常应及时报告。

（4）输注前后用约 30 ml 温水冲洗喂养管。

（5）输注速度均匀，根据医嘱调整速度。

（6）输注完毕后包裹、固定喂养管。

（7）观察并记录输注量，以及输注中和输注后患者的反应。

3．注意事项

（1）营养液现配现用，粉剂应搅拌均匀，配制后的营养液密闭放置在冰箱冷藏，24 h内用完，避免反复加热。

（2）对长期留置鼻胃管或鼻肠管者，每天用油膏涂拭鼻腔黏膜，轻轻转动鼻胃管或鼻肠管，每日进行口腔护理，定期（或按照说明书）更换喂养管；对胃造口、空肠造口者，保持造口周围皮肤干燥、清洁，注意及时更换造口袋。

（3）特殊用药前、后用约 30 ml 温水冲洗喂养管，药片或药丸经研碎、溶解后注入喂养管。

（4）避免将空气输注入胃，以免引起胀气。

（5）注意放置恰当的管路标识。

（三）肠外营养的护理

1. 评估和观察

（1）评估患者病情、意识状态、合作程度及营养状况。

（2）评估输液通路情况、穿刺点及其周围皮肤状况。

2. 护理要点

（1）核对患者信息，准备营养液。

（2）输注时建议使用输液泵，在规定时间内匀速输完。

（3）固定管道，避免过度牵拉。

（4）巡视、观察患者在输注过程中的反应。

（5）记录营养液使用的时间、量及滴速。

3. 注意事项

（1）营养液配制后若暂时不输注，将其密闭后放冰箱冷藏，输注前在室温下复温后再输，保存时间不超过 24 h。

（2）等渗溶液可经周围静脉输入，高渗溶液应从中心静脉输入，明确标识。

（3）不宜在输入营养液的静脉管路进行输血、采血。

（四）静脉导管的维护（PICC/CVC/PORT）

1. 评估和观察要点

（1）评估患者静脉导管的固定情况，导管是否通畅。

（2）评估穿刺点局部及周围皮肤情况，查看敷料更换时间和置管时间。

（3）PICC 维护时应每日测量并记录双侧上臂臂围，并与置管前对照。

2. 护理要点

（1）暴露穿刺部位，由导管远心端向近心端除去无菌透明敷料。

（2）打开换药包，戴无菌手套，消毒穿刺点及周围皮肤，消毒时应以穿刺点为中心擦拭至少 2 遍，消毒面积应大于敷料面积。

（3）使用无菌透明敷料无张力粘贴固定导管；敷料外应注明置管及更换的时间，操作者签名。

（4）冲管和封管遵循 A-C-L 原则：A 表示导管功能评估；C 表示冲管；L 表示封管。每次输液前抽回血，确定导管在静脉内，给药前、后用生理盐水脉冲式冲管，保持导管的通畅。输液完毕后使用生理盐水或肝素盐水正压封管，封管液量应是导管＋附加装置容积的 2 倍。

（5）输液接头至少每 7 天更换 1 次，如接头内有血液残留、完整性受损或取下后，应立即更换。

3. 注意事项

(1) 应由经过培训的医护人员对静脉导管进行维护。

(2) 出现液体流通不畅时,使用 10 ml 及以上的注射器抽吸回血,不可强行推注液体。

(3) 无菌透明敷料应至少每 7 天更换 1 次,如穿刺部位出现渗血、渗液等导致敷料潮湿、卷曲、松脱或破损时,应立即更换。

(4) 经输液接头进行输液或给药前,应使用消毒剂用力擦拭接头至少 15 s。

(5) 注意观察中心静脉导管体外长度的变化,防止导管脱出。

(五) 留置导尿管的护理

1. 评估和观察要点

(1) 评估患者年龄、意识状态、心理状况、自理能力、合作程度及耐受力。

(2) 评估尿道口及会阴部皮肤黏膜状况。

2. 护理要点

(1) 固定引流管及尿袋,尿袋的位置低于膀胱,尿管应有标识并注明置管日期。

(2) 保持引流通畅,避免导管受压、扭曲、牵拉、堵塞等。

(3) 保持尿道口清洁,女性患者每日消毒擦拭外阴及尿道口,男性患者消毒擦拭尿道口、龟头及包皮,每天 1~2 次。排便后及时清洗肛门及会阴部皮肤。

(4) 及时倾倒尿液,观察尿液的颜色、性状、量等并记录,遵医嘱送检。

(5) 定期更换引流装置、更换尿管。

(6) 拔管前采用间歇式夹闭引流管的方式。

(7) 拔管后注意观察患者的小便自解情况。

3. 注意事项

(1) 注意患者的主诉并观察其尿液情况,发现尿液浑浊、沉淀、有结晶时,应及时处理。

(2) 避免频繁更换集尿袋,以免破坏其密闭性。

(六) 协助进食和饮水

1. 评估和观察

(1) 评估患者病情、意识状态、自理能力及合作程度。

(2) 评估患者的饮食类型、吞咽功能、咀嚼能力、口腔疾患、营养状况及进食情况。

(3) 了解有无餐前、餐中用药,有无特殊治疗或检查。

2. 护理要点

(1) 协助患者洗手,对视力障碍、行动不便的患者,协助将食物、餐具等置于容易取放的位置,必要时协助其进餐。

(2) 注意食物温度与软硬度。

(3) 患者进餐完毕后,协助患者漱口,整理用物及床单位。

(4) 观察进食中和进食后的反应,并做好记录。

（5）对于需要记录出入量的患者,记录进食和饮水时间、食物种类、食物含水量和饮水量等。

3. 注意事项

（1）对特殊饮食的患者,应制订相应的食谱。

（2）与患者及照护者沟通,给予饮食指导。

（3）患者进食和饮水延迟时,做好交接班。

（七）排尿异常的护理

1. 评估和观察

（1）评估患者病情、意识状态、自理能力及合作程度,了解患者的治疗及用药情况。

（2）了解患者的饮水习惯和饮水量,评估排尿次数、排尿量及伴随症状,观察尿液的性状、颜色、透明度等。

（3）评估膀胱充盈度,有无腹痛、腹胀,以及会阴部皮肤情况;了解患者有无尿管、尿路造口等。

（4）了解尿常规、血电解质检验结果等。

2. 护理要点

（1）尿量异常的护理:①记录 24 h 出入液量和尿比重,监测酸碱平衡和电解质变化,监测体重变化;②根据尿量异常的情况监测相关并发症的发生。

（2）尿失禁的护理:①保持床单清洁、平整、干燥;②及时清洁会阴部皮肤,保持清洁、干爽;③根据病情采取相应的保护措施,可采用纸尿裤、尿套、尿垫、集尿器或留置尿管。

（3）尿潴留的护理:①诱导排尿,如调整体位、听流水声、温水冲洗会阴部等,保护患者隐私;②留置导尿管应定时开放、定期更换。

3. 注意事项

（1）留置尿管期间,注意保持尿道口清洁。

（2）尿失禁时注意局部皮肤的护理。

（八）排便异常的护理

1. 评估和观察

（1）评估患者心、脑、血管、消化系统病情。

（2）了解患者排便习惯、次数及量,粪便的颜色、性状,有无排便费力、便意不尽等。

（3）了解患者的饮食习惯、治疗情况、检查及用药情况。

2. 护理要点

（1）便秘的护理:①指导患者增加高纤维食物的摄入,适当增加饮水量;②指导患者正确按摩腹部,鼓励适当运动;③指导患者每天训练定时排便;④指导照护者正确使用通便药物,必要时灌肠处理。

（2）腹泻的护理:①观察并记录患者的生命体征、出入量等;②保持会阴部及肛周皮肤清洁、干燥,评估肛周皮肤有无破溃、湿疹等,必要时涂皮肤保护剂;③告知患者合理饮食,餐前、便后要洗手;④记录排便的次数和粪便性状,必要时留取标本送检。

（3）大便失禁的护理:①评估大便失禁的原因,观察并记录粪便的性状、排便次数;②必要时观察并记录生命体征、出入量等;③做好会阴及肛周皮肤护理,评估肛周皮肤有无破溃、湿疹等,必要时涂皮肤保护剂;④遵医嘱指导患者及照护者合理膳食;⑤指导患者根据病情和以往排便习惯,定时排便,进行肛门括约肌及盆底肌肉收缩训练。

3. 注意事项

（1）对于大便失禁、腹泻患者,应注意观察并护理肛周皮肤情况。

（2）注意观察腹泻者有无脱水、电解质紊乱的表现。

（九）卧位护理

1. 评估和观察

（1）评估患者病情、意识状态、自理能力及合作程度。

（2）了解诊断、治疗和护理要求,选择合适的体位。

（3）评估患者的自主活动能力、卧位习惯。

2. 护理要点

（1）平卧位:①垫薄枕,头偏向一侧;②注意观察昏迷患者的神志变化情况,预防谵妄患者发生坠床,必要时使用约束带;③做好对呕吐患者的护理,防止发生窒息;④注意观察患者的皮肤情况,避免出现压疮。

（2）半坐卧位:①仰卧时,将床头支架或靠背架抬高 $30°\sim60°$,下肢屈曲;②放平时,先放平下肢,后放平床头;③注意观察皮肤情况,避免出现压疮。

（3）端坐卧位:①患者坐起时,在床上放一个跨床小桌,桌上放软枕,患者可伏桌休息,必要时可使用软枕、靠背架等支持物辅助坐姿;②防止患者发生坠床,必要时加床挡,做好背部保暖;③注意观察皮肤情况,避免出现压疮。

3. 注意事项

（1）注意各种体位承重处的皮肤情况,预防压疮。

（2）注意各种体位的舒适度,出现不适时及时调整体位。

（3）注意各种体位的安全性,必要时使用床挡或约束带。

三、心理支持和人文关怀

心理支持的目的是恰当应用沟通技巧与患者建立信任关系,引导患者面对和接受疾病状况,帮助患者应对情绪反应,鼓励患者和家属参与,尊重患者的意愿,让其保持乐观顺应的态度度过生命终期,从而舒适、安详、有尊严地离世。

（一）心理社会评估

1. 评估和观察　评估患者的病情、意识情况、理解能力及表达能力。

2. 操作要点

（1）收集患者的一般资料,包括年龄、性别、民族、文化程度、信仰、婚姻状况、职业环境、生活习惯、嗜好等。

（2）收集患者的主观资料，包括患者的认知能力、情绪状况及行为能力，社会支持系统及其利用情况，对疾病的主观理解和态度以及应对能力。

（3）收集患者的客观资料。通过体检评估患者的生理状况，观察患者在睡眠、饮食方面有无改变等。

3．注意事项

（1）与患者交谈时确立明确的目标，获取有效信息。

（2）沟通时多采用开放式提问，鼓励患者主动叙述，交谈后简单小结，核对或再确认交谈的主要信息。

（3）交谈时与患者保持适度的目光接触，注意倾听。

（4）保护患者的隐私权与知情权。

（5）用通俗易懂的语言解释与疾病相关的专业名词。

（二）医患沟通

1．评估和观察

（1）评估患者的意识状态和沟通能力。

（2）了解患者和家属对沟通的心理需求程度。

2．操作要点

（1）倾听并注视对方眼睛，身体微微前倾，适当给予语言回应，必要时可重复患者的语言。

（2）适时使用共情技术，尽量理解患者的情绪和感受，并用语言和行为表达对患者的理解和愿意帮助患者。

（3）陪伴患者时，运用鼓励性和指导性的话语，适时使用治疗性抚触。

3．注意事项

（1）言语沟通时，语速缓慢，表达清晰，用词简单、易理解，注意交流时机得当。

（2）非言语沟通时，表情亲切、态度诚恳。

（三）帮助患者应对情绪反应

1．评估和观察

（1）评估患者的心理状况和情绪反应。

（2）应用恰当的评估工具筛查和评估患者的焦虑、抑郁程度及有无自杀倾向。

2．操作要点

（1）鼓励患者充分表达感受。

（2）恰当应用沟通技巧（如倾听、沉默、触摸等）表达对患者的理解和关怀。

（3）鼓励家属陪伴患者，促进家属和患者的有效沟通。

（4）指导患者使用放松技术减轻焦虑，如深呼吸、放松训练、听音乐等。

（5）帮助患者寻求团体和社会的支持。

（6）指导患者制订现实可及的目标和实现目标的计划。

（7）如患者出现愤怒情绪，询问引起其愤怒的原因，并给予有针对性的个体化辅导。

（8）如患者有明显抑郁状态，请心理咨询师进行专业干预。

（9）如患者有自杀倾向，应及早发现，做好防范，预防意外发生。

3. 注意事项

（1）提供安静的环境，减少外界对患者情绪的影响。

（2）尊重患者的权利，维护其尊严。

（3）正确识别患者的焦虑、抑郁、恐惧和愤怒情绪，帮助其有效应对。

（四）尊重患者权利

1. 评估和观察

（1）评估患者是否由于种族、文化和信仰的差异而存在特殊的习俗。

（2）评估患者知情权和隐私权是否得到尊重。

2. 操作要点

（1）对入院患者进行入院须知的宣教。

（2）为患者提供治疗信息，包括治疗与护理计划，允许患者及其家属参与医疗与护理决策的制订、医疗与护理过程。

（3）尊重患者的价值观与信仰。

（4）诊疗过程中保护患者的隐私。

3. 注意事项

（1）尊重患者的权利和意愿。

（2）在诊疗护理过程中能平等地对待患者。

（五）社会支持系统

1. 评估和观察

（1）观察患者在医院的适应情况。

（2）评估患者的人际关系状况及家属的支持情况。

2. 操作要点

（1）对患者家属进行健康教育，让家属了解治疗过程，参与对患者的心理护理。

（2）鼓励患者的亲朋好友多陪在患者身边，予以鼓励。

3. 注意事项

（1）根据患者所处疾病的不同阶段选择不同的社会支持方式。

（2）指导患者要积极地寻求社会支持，充分发挥社会支持的作用。

（六）死亡教育

1. 评估和观察

（1）评估患者对待死亡的态度。

（2）评估患者的性别、年龄、受教育程度、疾病状况、应对能力、家庭关系等影响死亡态度的个体和社会因素。

2. 操作要点

（1）尊重患者的知情权利，引导患者面对和接受当前的疾病状况。

（2）帮助患者获得有关死亡、濒死的相关知识，引导患者正确认识死亡。

（3）了解患者对死亡的顾虑和担忧，并给予针对性的解答。

（4）引导患者回顾人生，肯定生命的意义。

（5）鼓励患者制订现实可及的目标，并协助其完成心愿。

（6）鼓励家属陪伴和坦诚沟通，适时表达关怀和爱。

3. 注意事项

（1）建立相互信任的治疗性关系是进行死亡教育的前提。

（2）坦诚沟通关于死亡的话题，不敷衍、不回避。

（3）患者对死亡的态度受到多种因素影响，应尊重患者。

（七）哀伤辅导

1. 评估和观察

（1）观察患者家属的悲伤情绪反应及表现。

（2）评估患者家属的心理状态、意识情况、理解能力、表达能力及支持系统。

2. 操作要点

（1）提供安静的环境。

（2）在尸体料理过程中，尊重逝者及家属的习俗，允许家属参与，满足家属的需求。

（3）陪伴、倾听患者家属的倾诉，鼓励家属充分表达悲伤情绪。

（4）采用适合的悼念仪式让患者家属接受现实，与逝者真正告别。

（5）鼓励患者家属参与社会活动，顺利度过悲伤期，开始新的生活。

（6）采用电话、信件、网络等形式提供居丧期随访支持，表达对居丧者的慰问和关怀。

3. 注意事项

（1）悲伤具有个体化的特征，其表现因人而异，医护人员应能够识别正常的悲伤反应。

（2）重视对特殊人群（如丧亲父母和儿童居丧者）的支持。

数字课程学习

○教学PPT　○导入案例解析　○复习与自测　○更多内容

参考文献

［1］ 胡敏捷.社区定义辨析［J］.安庆师范学院学报（社会科学版），2010，29（2）：40－44.

［2］ 杜雪平，王永利.实用社区护理［M］.北京：人民卫生出版社，2018.

［3］ 顾建均，李明，刘薇群.社区护理管理概引［M］.上海：复旦大学出版社，2018.

［4］ 黄跃师，袁长蓉，宋晓萍，等."互联网＋护理服务"的发展现状［J］.护理研究，2020，34（8）：1388－1393.

［5］ 李青，付凌敏，方雷雨，等.社区护士岗位胜任力评价指标体系的构建［J］.护理研究，2018，32（24）：3866－3869.

［6］ 程翠年，王俊，张卉.国外社区护理现状及其启示［J］.护理研究，2015，29（19）：2314－2315.

［7］ 姚晖.日本体位管理理念对我国临床护理实践的启示［J］.循证护理，2020，6（6）：606－608.

［8］ HABIBI E, POURABDIAN S, ATABAKI A K, et al. Evaluation of work-related psychosocial and ergonomics factors in relation to low back discomfort in emergency unit nurses [J]. Int J Prev Med, 2012,3(8):564－568.

［9］ 窦祖林，万桂芳.吞咽障碍康复技术［M］.北京：电子工业出版社，2019.

［10］ 何芬，张帆，吴江莹，等.口腔感觉运动训练技术在吞咽功能障碍康复中的应用效果［J］.按摩与康复医学，2014，5（12）：67－68.

［11］ 李慧娟，安德连.实用吞咽障碍康复护理手册［M］.北京：电子工业出版社，2017.

［12］ 温红梅.吞咽障碍评估技术［M］.北京：电子工业出版社，2017.

［13］ 陈爱萍，谢家兴.实用康复护理学［M］.北京：中国医药科技出版社，2018.

［14］ 黄晓琳，燕铁斌.康复医学［M］.北京：人民卫生出版社，2018.

［15］ 唐红梅，刘薇群.社区护理技能实训［M］.北京：科学出版社，2020.

［16］ 马骁.健康教育学［M］.北京：人民卫生出版社，2012.

［17］ 陶芳标，李十月.公共卫生学概论［M］.2版.北京：科学出版社，2017.

［18］韩丹,高红霞,候贵林.政策工具视角下《健康中国行动(2019—2030 年)》政策分析[J].医学与社会,2020,33(11):20－24.

［19］雷铭.健康管理概论[M].北京:旅游教育出版社,2016.

［20］段瑞华,谭晓东,彭淑珍.综合性医院健康管理创新与实践[M].武汉:华中科技大学出版社,2017.

［21］胡广芹.轻松学会体质养生[M].2 版.北京:中国中医药出版社,2019.

［22］中华医学会糖尿病学分会.中国 2 型糖尿病防治指南(2017 年版)[J].中华糖尿病杂志,2018,10(1):4－67.

［23］王陇德.健康管理师基础知识[M].2 版.北京:人民卫生出版社,2019.

［24］尤黎明,吴瑛.内科护理学[M].6 版.北京:人民卫生出版社,2017.

［25］吴惠平,付方雪.现代临床护理常规[M].北京:人民卫生出版社,2018.

［26］张帆,王凌云.慢性病社区防控与健康管理[M].北京:化学工业出版社,2020.

［27］燕铁斌,尹安春.康复护理学[M].4 版.北京:人民卫生出版社,2017.

［28］国家卫生计生委合理用药专家委员会,中国药师协会.冠心病合理用药指南(第 2 版)[J].中国医学前沿杂志(电子版),2018,10(6):1－130.

［29］陈亚红,杨汀.慢性阻塞性肺疾病[M].北京:人民卫生出版社,2017.

［30］贾建平,陈生弟.神经病学[M].8 版.北京:人民卫生出版社,2018.

［31］姜丽萍.社区护理学[M].5 版.北京:人民卫生出版社,2021.

［32］邹艳辉,周硕艳,李艳群.实用肿瘤疾病护理手册[M].北京:化学工业出版社,2018.

［33］徐波,陆宇晗.肿瘤专科护理[M].北京:人民卫生出版社,2018.

［34］中华医学会,中华医学会杂志社,中华医学会全科医学分会,等.中国慢性阻塞性肺疾病基层诊疗与管理指南(2024 年)[J].中华全科医师杂志,2024,23(6):578－602.